"沙盘游戏应用与创新"系列丛书

U0383053

沙盘游戏疗法象征手册

魏广东 著

中国石化出版社

图书在版编目（ＣＩＰ）数据

沙盘游戏疗法象征手册/魏广东著.
—北京：中国石化出版社，2018.3（2024.1重印）
ISBN 978-7-5114-4625-1

Ⅰ.①沙… Ⅱ.①魏… Ⅲ.①游戏－精神疗法
Ⅳ.①R749.055

中国版本图书馆CIP数据核字（2018）第039595号

未经本社书面授权，本书任何部分不得被复制、抄袭，或者以任何
形式或任何方式传播。版权所有，侵权必究。

中国石化出版社出版发行

地址：北京市东城区安定门外大街 58 号
邮编：100011　电话：（010）57512500
发行部电话：（010）57512575
http://www.sinopec-press.com
E-mail：press@ sinopec.com
北京富泰印刷有限责任公司印刷
全国各地新华书店经销
＊
710毫米×1000毫米16开本10.25印张188千字
2018年3月第1版　2024年1月第8次印刷
定价：52.00元

前　言

Preface

　　沙盘游戏疗法这一心理技术传入中国已有二十多年，我从 2010 年年初专门讲授这门课程至今也快八年了。这八年里，我去了八十多个城市，讲了二百多期课程，接触过很多同行。几乎从我刚开始讲沙盘游戏疗法课程时，就有人特别渴望拥有一本关于沙具象征的书，而我自己也有写这样一本书的意愿。于是，从 2011 年开始，我便着手准备写这本书。转眼六年过去了，如今终于完稿。我几乎可以想见当一些读者拿到这本书的时候会产生哪些问题，与其让大家提问后我再去回答，不如先来个自问自答吧。

　　第一个问题：你写的这些沙具的这么多象征意义，真的有道理吗？

　　有道理。

　　这些象征意义都是国内外专家、学者对世界各地宗教、文化、风俗研究的成果。本书是在这些研究成果的基础之上，根据分析心理学的理论及本人实践经验撰写而成的，不是凭空想象的，请放心使用。总的来说，只要你相信有集体无意识的存在，或者相信人类对事物有一些共同的观点，那就会明白本书中的道理。

　　第二个问题：那些外国事物的象征意义，中国人根本不知道，真的有用吗？

　　有用。

　　与第一个问题相同，你只要了解集体无意识的概念就会知道象征的普遍适用性。集体无意识是人类普遍存在的心理内容，它的表达方式是象征。象征的样子可能不同，但他们代表的人的心理和感受是基本一致的。举个简单的例子，西方世界的圣母玛利亚长得并不像中国人，但是她背后代表的母性元素与中国送子观音的意义是一样的，中国人也能感受到。

　　第三个问题：我是不是在看沙盘时直接参考这本书就可以全懂了？

　　不能。

　　我们并不能在沙具摆好之后立刻就把别人的心理看得清清楚楚。那些用自己掌握的象征直接"剖析"别人沙盘的行为是外行的表现。理解一个人的沙盘，需要在个体描述以及相关个人资料收集的基础上，结合分析心理学的理论，再结合象征的意义，进行综合理解和分析。求助者的"说"是前提，本书中的象征意义仅能为咨询师提供参考和启发。

荣格说，学习解梦，要学会象征，然后开始工作的时候就忘记这些象征。什么时候才能从文化的、普遍一致性的象征角度去理解呢？那就是当求助者的沙盘"唤醒"了你"遗忘了的"象征的时候，也就是说他的沙盘中确实有那种象征的感觉的时候。

第四个问题：沙盘中的象征意义和绘画、梦、意象的象征意义有什么关系？

彼此通用。

绘画是平面的沙盘，沙盘是立体的绘画；梦是看不见的沙盘，沙盘是看得见的梦。沙盘、绘画、梦、联想都是不同形式的意象。

第五个问题：这是一本用来做什么的书？

这是一本工具书。

虽然是以写象征为主，但是它的主要任务却并非教读者学习象征，而是指导读者认识沙具。当然，由于沙具种类繁多，且持续更新，本书尚不能涵盖所有的沙具类型。作者日后将逐渐对本书进行修订，从而使内容更加丰富。

在本书的编撰过程中，黄李佳、李凤莲、张瑾月、李田田、谭春燕、王秋艳等多位老师均参与了前期资料的收集和整理工作，在此表示衷心的感谢！

由于作者水平有限，本书中必然还存在诸多不足之处，欢迎读者批评指正。

魏广东

2017 年 9 月 9 日于白银

目　录

Contents

第一部分

宗教及文化人物类

　　根据瑞士分析心理学家朵拉·卡尔夫的理论，当求助者把宗教人物类沙具摆在沙箱之中时，不仅代表求助者渴望获得超自然力量帮助的愿望，还意味着这些沙具正唤醒求助者内在的力量。

　　卡尔夫认为，宗教和神性对青少年有着十分重要的意义。对此，她这样描述道：

　　当对青春期的年轻人进行认真地治疗时，我们会发现，随着生理的发育，他们的灵性也会更为深沉。在早期的原始人类文化中，通常籍由繁复的仪式彰显跨入生命的另一阶段，比如由未成年期进入成年期的成年礼。如今，这样的仪式不是早已遗失了其本身的意义，就是已经不复存在了。因为这个原因，在心理治疗中，和青少年讨论神的问题便更显得重要无比。当青少年得以和自己内在的自然本能相通以后，神的原型就会出现，也唯有在和神的原型建立关系的前提下，青少年才能彻底完成从青少年期进入成年期的转换。

（一）中国宗教及文化人物

阿凡提

"阿凡提"这个称呼是维语的音译，是"先生"的意思，也是对智者、导师的尊称。关于阿凡提的传说很多，艺术作品中的阿凡提一般戴着维吾尔族花帽、倒骑着毛驴，他利用自己的聪明才智帮助穷人渡过难关，阻止权贵对穷人进行剥削。在中国，阿凡提智斗巴依老爷的传说是家喻户晓的。

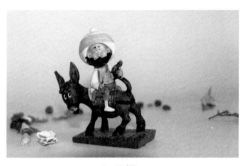

阿凡提

相对应的，中国汉族文化中也有一个倒骑毛驴的人，那就是八仙之一的张果老。这种倒骑毛驴的形象应该是人民群众为了表示智者不同于凡人的特点而创造的。在沙盘中，倒骑毛驴的阿凡提除了是智者的象征外，由于其形象诙谐、俏皮，所以也是轻松、愉悦的象征。

八仙

"八仙"是中国汉族文化传统民间传说中的八位神仙，他们分别是：汉钟离（又称钟离权）、李铁拐、吕洞宾、韩湘子、何仙姑、蓝采和、张果老、曹国舅。在民间装饰中，八位神仙常常同时出现，只是有时会用相应的法器来代表他们。八位神仙的法器分别为：汉钟离的扇子、李铁拐的葫芦、吕洞宾的宝剑、韩湘子的笛子、何仙姑的荷花、蓝采和的花篮、张果老的鱼鼓以及曹国舅的玉板。通常情况下，

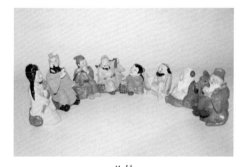

八仙

以人物形象出现的八仙称为"明八仙"，以他们的法器形象作为代表而出现的八仙称为"暗八仙"。

在汉族文化中，八仙深受人们的喜爱，其主要原因除了他们神通广大之外，还在于他们都是凡人通过修行而成为神仙的。据说他们八位神仙的形象就是男、女、老、少、富、贵、贫、贱的象征，这样的传说预示着人人皆可得道成仙、皆可长生不老。所以在沙盘中，八仙可以是神的象征，也可以是自我疗愈能力的象征，而以"八仙过海"、"得道成仙"等为主题的沙盘往往是超越的象征。

"半仙"（算卦先生）

算卦是中国民间的传统职业之一，算卦先生号称可以预知未来吉凶。由于他们有这种所谓的超越凡人的力量，所以常常被称为"半仙"，也就是相当于半个神仙的意思。在过去，从事算卦这个行业的盲人较多，因此他们又常常被塑造成盲人的形象。不过，在人们的日常生活中，"半仙"并非是褒义词，它常常被用来嘲讽或调侃某人的神秘主义倾向。

在沙盘中，算卦先生形象的沙具有时可能用于象征老年人，如爷爷等；有时也可以作为智慧老人的象征，代表着求助者对未来的不清晰，需要获得引领和指点。

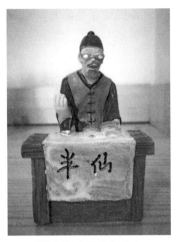

"半仙"（算卦先生）

兵马俑

兵马俑即秦始皇陵兵马俑，是秦始皇陵墓中的殉葬品。在中国的夏商时期，奴隶主死后一般都会用大量奴隶进行殉葬，后期人们制造出人形偶像来代替人进行陪葬，这就是俑。相应的，秦始皇陵兵马俑就是秦始皇陵陪葬的士兵俑、将军俑、战马俑。

在沙盘游戏中，兵马俑一般用来表示古代人物，而并非以殉葬品的形象出现，它们一般象征着古代的力量。根据朵拉·卡尔夫的观点，沙盘中出现的早期人物往往代表个体的早期经历。此外，兵马俑中的秦始皇往往是帝王的象征，代表着权力和权威。

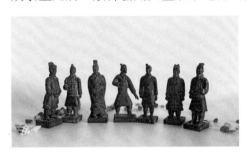

兵马俑

嫦娥

嫦娥是上古神话中的人物，据传说她是后羿的妻子。后羿曾从西王母那里求得长生不老之药，嫦娥因背着后羿偷吃了此药而奔上月亮，从此居住在广寒宫里。

嫦娥及其所居住的月亮往往都是女性的象征。所以在沙盘中，嫦娥被用来表现古典、温婉的美女，是使用者女性心理的象征。

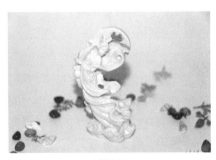

嫦娥

菩提达摩

菩提达摩是南北朝时期从印度来到中国的禅僧，略称达摩，意译为觉法。

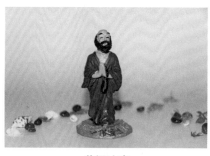

菩提达摩

北魏时期，达摩曾在洛阳等地传授禅宗教法，被称为中国佛教禅宗的祖师或初祖。

关于达摩的传说主要有："一苇渡江"，即达摩踩在苇叶上渡过长江；"面壁九年"，据说他曾在嵩山面壁精修达九年之久；"只履归西"，即他去世后棺材里只留下一只鞋子而身体已不知去向，等等。

达摩是中国传统艺术中常见的形象，最为常用的就是他打坐的形象，是智者的象征。

道士

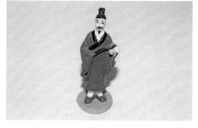

道士

道士是中国道教的修行人士，据《太霄琅书经》称："人行大道，号为道士。身心顺理，唯道是从，从道为事，故称道士。"在沙盘中，道士之类的宗教人士多有精神引领的象征。

二郎神

二郎神有多种称呼，也有多个版本的传说，但是在民间最具影响力的是《封神演义》《西游记》中的二郎神杨戬。据说二郎神长有三只眼睛，

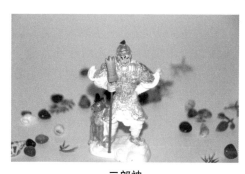

二郎神

他使用三尖两刃刀，而且还具有七十二变的神力，武功非凡。二郎神还养有一只神兽——哮天犬。因此，三只眼、三尖两刃刀和哮天犬也就成了二郎神的"标配"。

在沙盘中，二郎神身穿铠甲，手持宝刀，威武雄壮。一般情况下，二郎神主要是男性的象征，可以认为是与嫦娥之类象征女性的沙具相对应。另外，由于二郎神身穿铠甲，有的时候也是一种防御和自我保护的象征。二郎神与哮天犬同时出现，其中哮天犬不仅是忠实的伙伴的象征，而且也表现了人类对动物的驯服，因而也具有对自己无意识本能控制的象征。

佛祖（释迦牟尼）

佛祖本名悉达多·乔达摩，是古印度著名思想家，佛教创始人，出生于

今尼泊尔南部。关于佛祖的生卒年有多种说法，其一为公元前463—前383年，比孔子晚一些。

佛祖得道之后，世人给予了很多尊称，比如释迦牟尼、佛陀、世尊、如来等。其中，"释迦牟尼"是"释迦族的圣人"的意思；"佛陀"、"佛"则是"觉悟者"的意思；"如来"的说法来自于《金刚经》所说，"无所从来，亦无所去，故名如来"，意思是没有来也没有去，只是"像来过一样"，表达了不生不灭的含义。佛教传入中国后，中国人将释迦牟尼尊为佛教祖师，即佛祖。

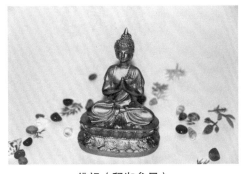

佛祖（释迦牟尼）

佛经中关于佛祖的故事很多。传说释迦牟尼在19岁时，有感于人世生、老、病、死等诸多苦恼，他舍弃王族生活，出家修行。35岁时，他在菩提树下大彻大悟，遂开启佛教，随即在印度北部、中部恒河流域一带传教。80岁时，佛祖在拘尸那迦城示现涅磐。

释迦牟尼所创建的佛教学说博大精深，其主张人生痛苦，需要通过不断修行来解脱这些痛苦；且主张众生平等，人人皆具有佛的潜质。这与分析心理学中强调的"自性"思想相一致。

儒、释、道是中国的三大主流文化，其中每种文化思想都对中国人的心理产生了不同程度的影响。作为佛教的代表人物，如来具有佛教所说的"大彻大悟"的特点，因此他是觉悟者的象征，是内心和谐统一的象征，是荣格所说的个体化和自性的象征。此外，和其他宗教人物相似，在中国文化和传说中，佛祖也有超自然的力量，而且"法力无边"，神通广大的孙悟空都不能逃出他的手掌心；佛祖还具有"慈悲为怀"的特点。因此，佛祖亦是超自然力量和拯救者的象征。

使用了佛祖这个沙具的求助者有这样的两种可能：一是其心理获得发展，自性的力量从无意识中表现出来，心理开始走向整合；二是其可能处在困扰中，需要获得帮助。当然，在沙盘中使用佛祖沙具的过程也会激发其拯救的力量。

伏羲和女娲

伏羲和女娲都是中国上古传说中的人物，他们既是兄妹也是夫妻，相传是汉族的人文祖先。伏羲和女娲的形象有的被描述为人的样子，有的则被描述为人首蛇身的样子。伏羲和女娲有时单独出现，有时则会以共同形象出现。当以共同形象出现时，伏羲和女娲或分立两侧，或蛇尾相互缠绕在一起。

蛇尾缠绕在一起的伏羲、女娲，伏羲手持矩，女娲手持规，代表天地方圆。关于伏羲、女娲这种兄妹成婚的说法有很多种，其中一种认为这是远古

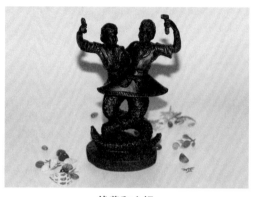

伏羲和女娲

时期婚姻制度未出现时普遍存在的"乱伦"现象；也有的认为伏羲、女娲分别代表的是两个部落，而不是两个人，因此两人在一起代表的是两个部落之间的婚姻关系。在沙盘中使用这样的沙具，往往是用来表示某种神秘的力量，或者是神的象征。这种男女合体的情况，也可能表示求助者无意识中男性心理和女性心理的整合。

中国文化中，男人被比喻成天，女人被比喻为地，男女在一起是天地的交融，也可以说是意识和无意识之间的整合，从这个意义上来讲，这个沙具还可以是自性的象征。

伏羲单独出现的样子往往是正襟危坐，披头散发，身着兽皮，极具远古时代人类的特点，而他手拿的太极图则象征着他根据天地现象创立八卦学说的功绩。此外，据说伏羲还教人们学会了渔猎的方法，并发明创造了文字，以取代结绳记事。总之，伏羲是汉族文化中的祖先之一，而这种传说中的祖先一般会用来代表神或权威，也可能是智慧老人的象征。

女娲单独出现的形象通常有两个，其中一个是传说中的女娲补天，另外一个是女娲造人。"女娲补天"这款沙具中，人首蛇身的女娲手捧一块巨石，似乎正要去堵住天上的窟窿，给人一种奋不顾身拯救天下的感觉。所以，女娲补天代表的是一种拯救者的形象，类似于基督教中的上帝。求助者使用这个沙具也可能说明他的心理中出现了需要被拯救的"窟窿"，渴望获得救赎。

女娲的另外一个形象即为"造人"的样子，她手中捧着一个"人"，身边还有一些已经造好的"人"。人类有许多关于自身起源的传说，这是人类对自身认识的一种表达，"女娲造人"这款沙具就是这种传说的表达。所以，女娲既具有神性的象征，又具有母亲的象征。还有观点认为，女娲这种半人半兽的形象体现了人类关于从动物进化到人类的无意识记忆，是转化和过渡的象征。

福、禄、寿三星

福、禄、寿三星指的是福星、禄星和寿星三位天上的星神。由于他们特殊的位置，因而在中国传统文化中被赋予了保佑幸福、加官进爵和益寿延年的职能。福星、禄星、寿星三位神仙同时出现时，一般福星居中，他手持如

意或者写有"天官赐福"的字幅，代表给人幸福；禄星或手捧元宝，或怀抱孩子，代表可以保佑人们升官发财；寿星则是一位鹤发童颜的老人，他一手拄拐杖，一手捧寿桃，是长命百岁的象征。

福、禄、寿三星的共同特点是都特别喜庆祥和，是人们向往幸福、财富和健康的表现。在沙盘中，这些沙具可能代表了求助者相应的某种追求，但一般用于代表神仙或者智者，体现了求助者渴望寻求精神上的指引。

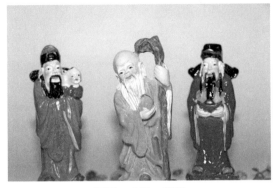

福星、寿星、禄星

观音菩萨

观音菩萨的形象在中国深入人心，受到广泛的崇拜。"观音"是梵文的音译，东晋时期的外国高僧鸠摩罗什翻译为"观世音"，而唐代高僧玄奘则翻译为"观自在"，民间简称为"观音"。在大乘佛教中，"菩萨"是指已修佛开悟，但出于悲悯之心为拯救人类而不愿意涅槃成佛的人。虽然观音菩萨已经超越凡人的性别局限，即"非男非女"的状态，但是民间一般会

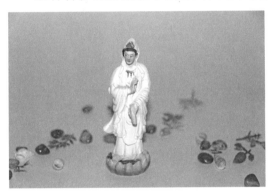

观音菩萨

将其塑造为女性形象。此外，观音菩萨还被描述为三十三种形象，比如一手托净瓶、一手持杨柳树枝的杨枝观音，足踏神龙的龙头观音，手提鱼篮的鱼篮观音，手持莲花的持莲观音，抱着孩子的送子观音，等等。观音菩萨三十三种形象既是人所处的三十三种状态的表现，也是人们对神的三十三种理解，同时也体现了人们的多种心理需要。

在沙盘中，观音菩萨往往是女性神祇的代表，既是母亲的象征，也是女性的象征。所以使用这个沙具，可能代表着求助者心理处于关键时期，需要获得精神的支持；也可能代表求助者对母爱的需要，即对于获得母亲般保护的需要；还有可能是求助者女性心理水平的表现。按照荣格分析心理学的观点，男性的阿尼玛（即女性心理）可分为四个层次：性欲、浪漫、慈爱和智慧。观音菩萨通常被认为是超越性别的智慧象征。

和尚

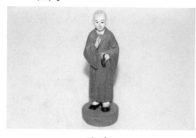

和尚

和尚是佛教对出家修行之人的尊称，具有"师"的意思。起初，和尚是有一定资历的人才可以使用的称呼，但后来逐渐演化为对佛教僧侣的统称。在沙盘中，老和尚具有智慧老人的象征意义；而小和尚多数象征的是儿童，并无出家修行等精神领域的象征。

黑、白无常

黑、白无常，亦称无常，是中国传统文化中的一对神祇，也是最有名的鬼差。

白无常身着白色长袍，满面笑容，身材高瘦，面色惨白，口吐长舌，其头上官帽通常写有"你可来了"四字。黑无常身着黑袍，面容凶悍，身体肥胖，个小面黑，官帽上通常写有"正在捉你"四字。

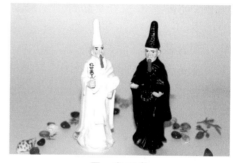

黑、白无常

黑、白无常中，黑为阴，代表对恶的惩罚；白为阳，代表对善的奖赏。但是黑、白无常都面目狰狞，给人以恐惧之感，而且"无常"代表的是人生无常，祸福难以确定，所以通常都是死亡、不确定感以及恐惧的象征。

后羿

后羿是上古时期的传说人物。据说后羿是神射手，当年天空中有十个太阳同时炙烤大地，后羿凭借自己的神武之力射掉九个，拯救了人类。除此之外，关于后羿还有他的妻子嫦娥曾偷吃了他的不老药而奔月的传说。

后羿射日的形象是力量的象征，也可以代表拯救者和英雄。青少年使用这样的沙具，可以激发其内在力量，以促使其敢于离开父母的怀抱而走向独立自主。成人使用这样的沙具一般是对强大力量的需要，而女性使用此沙具则可能是其阿尼姆斯的象征。按照荣格的理论，阿尼姆斯有四个层次：强壮的肉体、果断的行动力、思辨能力和人生智慧。与之相对照，后羿应该是强壮的肉体的象征。

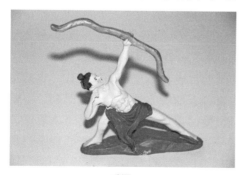

后羿

皇帝、皇后

皇帝是中国帝制时期最高统治者的称号。

在汉族传说中，上古时代有三皇五帝，但是三皇五帝具体是哪几个人并不确定。此外，这些传说中的"皇"和"帝"也并不同于封建社会中的皇帝，而很可能只是一些部落首领。夏朝君主称"后"，商朝君主称"帝"，周天子称"王"。秦王嬴政统一中国，认为自己"德兼三皇、功盖五帝"，创"皇帝"一词作为华夏最高统治者的正式称号。秦始皇嬴政是中国首位皇帝，自称"始皇帝"。从此"皇帝"取代了"帝"与"王"，成为中国两千多年封建社会中对最高统

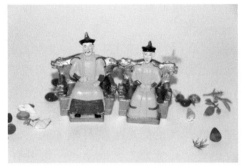

皇帝、皇后

治者的称呼。自秦始皇开始到清朝的末代皇帝溥仪为止，在两千多年的时间里，中国曾出现过近五百个皇帝。

皇帝拥有至高无上的权利，所谓"朕即天下"、"金口玉律"等，都是在强调皇帝高于一切。在中国，皇帝的地位甚至高于神、佛，宗教皆在皇帝的统治之下。所以，皇帝是至高无上的权力的象征，甚至是神的象征。在两千多年的封建社会里，中国家庭的结构复制了整个社会的结构，父亲成为家庭里的"皇帝"，具有不可冒犯的权威地位，而且皇帝也称为"万民之父"，众官、百姓都是他们的臣子。因此，在沙盘里使用皇帝的时候，不仅可能是权威的象征，也可能是父亲的象征。

皇后是皇帝的配偶，被臣民们称为"皇后娘娘"，而且"母仪天下"，通常为母亲的象征。

皇帝、皇后还是男性和女性的代表，在沙盘中使用这两个沙具的时候，也可能是求助者男性心理和女性心理的象征。

济公

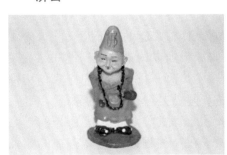

济公

济公原名李修缘，法名道济，南宋高僧，浙江省天台县永宁村人，被后人尊称为"活佛济公"。济公的典型形象是破帽、破扇、破鞋和破旧的衲衣，他不守清规戒律，貌似疯颠，举止似痴若狂。据传说，济公喜欢扶危济困、除暴安良、彰善罚恶等，因此在人们的心目中普遍留下了独特而

美好的印象。

济公是人们对拯救者的渴望之情的心理投射；在沙盘中，他也是具有超自然力量的神的象征；此外，济公还是洒脱自在、不受世俗约束的象征。不过，有的沙具将其塑造为小孩子的样子，此种情况则不再具有宗教的意味，主要是快乐儿童的象征。

孔子

孔子(公元前551年—前479年)，名丘，字仲尼，鲁国陬邑人(今山东曲阜)，是中国著名的思想家、教育家，儒家学派创始人。

在孔子时代，平民是没有机会接受教育的，只有贵族子弟才能受到教育。孔子开创了私人讲学的先河，成为中国第一个面向平民的教师。在教育方面，孔子提出了"有教无类"、"因材施教"、"学而优则仕"等教育思想。孔子最大的成就之一即其在教育领域的卓越贡献，因此，他后来被尊称为"至圣先师"，是教师的祖师。

孔子还对治理国家有一套自己的理论。孔子主张"为政以德"，认为用道德和礼教来治理国家是最高尚的治国之道，这种治国方略也叫"德治"或"礼

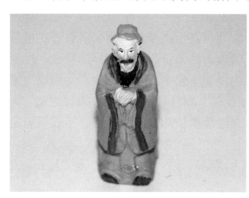

治"。德治就是主张以道德去感化、教育人。而所谓"礼治"，即遵守严格的等级制度，君臣、父子、贵贱、尊卑都有严格的区别。孔子的最高政治理想是建立"天下为公"的大同社会。孔子的"大同社会"、"小康社会"理想对中国后世影响深远，成为后世许多思想家和政治家的追求目标。

孔子

但是，孔子的治国理论并不受当时统治者的认可，于是孔子带领部分弟子周游列国，十四年内，他们先后到访了近十个国家。周游列国期间，孔子还经历了"困于陈蔡"等诸多困难。回国后，孔子删述六经，整理过去的文献，直至73 岁去世。

综上所述，孔子在中国具有极大影响，具有广泛的象征意义。首先，孔子是自控的象征，孔子认为要对自己的欲望加以约束，做到遵守"礼"的要求，所谓"克己复礼"就是这个意思。其次，孔子作为思想家，精神上的领导者，对人的循循善诱、谆谆教诲，显然是智慧老人的象征。最后，后世对孔子持续尊崇，甚至有人称其为"孔教教主"，或称其为"圣人"，认为他是接近于神的完美人物，所以孔子在某种程度上还具有神的象征意义。

夸父

夸父是中国上古传说中的人物之一。据传说，在黄帝时期，北方大荒中，有座名为"成都载天"的大山，居住着大神后土的子孙，为夸父族。夸父族人都善于奔跑、身怀巨力。因为他们身材高、力气大，所以又称巨人族。他们依靠这些条件，专喜替人打抱不平。夸父族的人曾帮助蚩尤部落对抗黄帝部落，但是后来被黄帝打败。

关于夸父至今流传最广的传说是"夸父追日"的故事。据说当年天下大旱，太阳炙烤大地，为了能够控制住太阳，夸父奋不顾身，一路追赶太阳。等到夸父即将追上太阳时，太阳的高温将夸父烤死了。

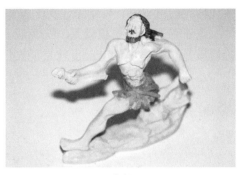

夸父

夸父最大的特点是其高大有力和无所畏惧，但是又给人以缺乏智慧的感觉，所以夸父应该是人身体力量的象征。如果用在沙盘中，夸父可能是女性阿尼姆斯力量的象征，也可能是男性鲁莽、叛逆的象征。对于青少年来说，这种英勇无畏的性格又很符合他们心目中英雄的特点，因而也可能是英雄的象征。

喇嘛

"喇嘛"一词来自于藏文的音译，是藏传佛教对僧侣的尊称，具有"上师、上人"的意思。在沙盘中或者其他形式的意象中，喇嘛一般是精神引领者的象征，类似于智慧老人的意义。小喇嘛则主要是儿童的象征，宗教意味不是很强。

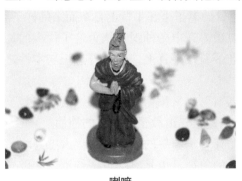

喇嘛

使用这类宗教、精神性的沙具，有可能有这样几种情况：一种是使用者做过心理相关的工作，对精神世界探索比较深入，有精神方面的追求；另一种是使用者可能具有很强烈的心理创伤，需要超自然力量或者智慧者的引领以使其走出困顿；还有一种可能是使用者在生活中受到宗教的影响比较强烈，甚至有些人陷入宗教情结之中不能自拔，因而话语中常常离不开宗教。对于以上三种情况的区分需要心理工作者结合求助者的表现来进行综合判断。并且，关于宗教、文化、精神类沙具的象征都可以从这三个方面进行分析。

老子

老子（约公元前 571 年—前 471 年），姓李，名耳，字聃，出生于周朝春秋时期的陈国，曾做过周朝"守藏室之官"（管理藏书的官员），是中国古代伟大的思想家、哲学家、文学家和史学家，被道教尊为教祖。

老子最著名的思想就是"无为"和"道法自然"。所谓"无为"，其前提应该是"道法自然"，也就是说人们应该给事物创造一个宽松的、不被干预的环境，让其按照自己的规律去发展。此外，老子以"道"解释宇宙万物的演变，"道"为客观规律，同时又具有"独立不改，周行而不殆"的永恒意义。老子的思想具有朴素辩证法的观点，"祸兮福之所倚,福兮祸之所伏"就是这一思想的集中体现。他的哲学思想和由他创立的道家学派对中国思想、文化的发展产生了深远的影响。

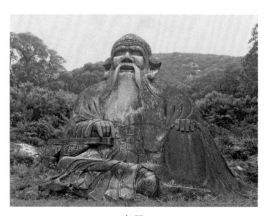

老子

据说老子离开东周的都城洛阳、过函谷关之前，函谷关的关令尹喜见有紫气从东而来，知道将有圣人过关。果然老子骑着青牛而来，尹喜请老子讲学，老子因此而著成《道德经》。因为这个典故，"紫气东来"就成为祥瑞、贵人降临的象征。结合这个传说，中国绘画、雕刻中经常会有"紫气东来"或者"老子出关"的意象，其中多有仙风道骨的老子坐在牛背上自东而来的样子。关于"老子骑牛"的象征意义有多种说法，其中一种观点认为老子代表的是人的意识，而牛代表的是人的本性，老子骑在牛背上，代表着意识与本性之间的和谐统一。

后来的道教又尊称老子为"太上老君"，又称"太清道德天尊"，与玉清元始天尊、上清灵宝天尊合称为"三清"，是道教至高无上的神仙。

老子多以智慧老者的形象出现，尤其老子骑牛的形象更是让人感到飘逸洒脱，所以老子的形象是典型智慧老人的象征，也是不受世俗约束、冲破思想藩篱、精神自由的象征。而"三清"则多为正襟危坐的形象，代表着神圣、权威，是典型的神的象征。

李白

李白（701 年—762 年），字太白，号青莲居士，又号谪仙人，是中国唐代伟大的浪漫主义诗人，被后人誉为"诗仙"。李白的诗词给人以飘逸洒脱的感觉，极具道家的自由豪爽之感。李白好饮酒，有"李白斗酒诗百篇"的说法，所以沙具中有"李白醉酒"的形象，这种沙具既可以是自由洒脱的象征，也可能是自我发展不好、自控能力差的象征。另外一款"李白乘舟"的沙具则是一位古人站立船头的形象。在中国传统文化中，船在水上，船代表的是意识自我，而水下代表的是无意识，所以船在水上，犹如老子骑牛，都代表意识和无意识的和谐统一，以及道家的思想自由。

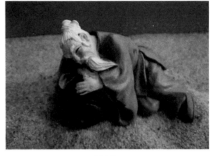

李白

龙王

龙王是中国古代神话传说中在水里统领水族的王。传说龙能行云布雨、消灾降福，象征祥瑞，所以以舞龙的方式来祈求平安和丰收便成为全国各地的一种民间习俗。龙王的形象一般为龙头人身，戴着帝王特有的冠冕，给人以神圣威严之感。在沙盘游戏中，龙王以及其他类似的具有特殊造形的沙具往往都是神的象征，具有超自然的力量。

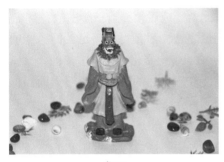

龙王

妈祖

妈祖是中国东南沿海以及东南亚等地区的居民普遍信仰的海神。据传说，妈祖诞生于宋建隆元年（960年），由于出生后不会哭啼而被取名为林默，又称林默娘。林默幼年聪明伶俐，成年后乐善好施，据说在28岁那年因救人而死于海难。后世人认为林默并非死亡，而是羽化成仙，并将其供奉为妈祖。

和观音菩萨以及碧霞元君等被塑造为女性的神祇一样，妈祖主要代表保护者、拯救者，是神灵的象征。相比于男性神，女性神更给人以慈爱之感，其称谓"妈祖"本身就具有母亲的意义，因此她还是母亲的象征。

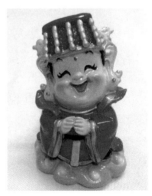

妈祖

弥勒佛

弥勒佛，即弥勒菩萨摩诃萨。按照大乘佛教的经典，佛祖涅槃之后会有继任的佛，那便是弥勒佛，所以又称为未来佛。基于这样的说法，后世会尊

崇某些人为弥勒佛，比如唐代时期就有武则天是弥勒佛的说法。在中国流传

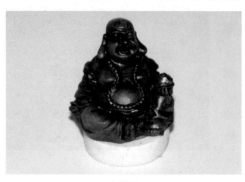

弥勒佛

最为广泛的关于弥勒佛的传说是五代时期的高僧契此的故事。据传说，契此体态肥胖，常常锡杖上挂着布袋游方化缘，故称"布袋和尚"。后梁贞明二年，契此坐化于明州岳林寺庑下磐石之上，圆寂前留下一偈言："弥勒真弥勒，分身千百亿，时时示时人，时人自不识。"时人方明白契此便是弥勒佛的化身。根据这个传说，后世都会把弥勒佛塑造为身宽体胖、笑容可掬的形象，或坐或立，有的还会背着一个大口袋，或者捧着一个大元宝，或者被一群孩子围绕，等等。弥勒佛的口袋跟西方圣诞老人的口袋有相似之处，都是可以满足人们愿望的象征。元宝代表的是财富，而孩子代表的是中国传统文化中多子多福的含义。

在沙盘中，弥勒佛就是神的象征，代表着超自然的力量，能够给人以保护并满足人的愿望。

《三国演义》中部分重要人物

《三国演义》是中国家喻户晓的一部名著，其作者为元末明初的著名小说家罗贯中。《三国演义》中所塑造的几个著名人物——诸葛亮、刘备、关羽、张飞、曹操、孙权、周瑜等，已经成为中国文化中的象征符号，其中的关羽更是被人神化并受到后世的崇拜。

诸葛亮（181 年—234 年），字孔明，号卧龙，徐州琅琊阳都（今山东临沂市沂南县）人。诸葛亮协助刘备建立三国之一的蜀汉政权，并担任丞相直至去世。民间关于诸葛亮的传说很多，如"三顾茅庐"、"舌战群儒"、"七擒孟获"等，据说他还发明创造了运输工具木牛流马，能够升腾到空中的孔明灯，以及高级武器诸葛连弩等。诸葛亮的形象一般是身穿八卦衣，手执鹅毛扇，既有道家的潇洒自如，又有老者的淡定从容，所以是典型的智者的象征。不仅如

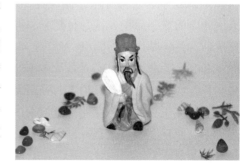

诸葛亮

此，诸葛亮对皇帝忠心耿耿，鞠躬尽瘁，死而后已，所以他又是忠臣的象征。在沙盘中，诸葛亮一般是智慧老人的象征，或者是轻松悠然的象征。

刘备（161年—223年），字玄德，东汉末年涿郡涿县（今河北省涿州市）人，三国时期蜀汉开国皇帝、政治家。刘备给后人留下的主要是贤明君主的形象：他三顾茅庐请诸葛亮出山，他爱民如子，深陷重围也不抛弃跟随的子民，等等。不过民间也传说刘备有爱哭的特点，所以山东省部分地区常以俗语称某人"哭

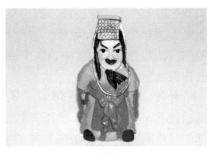

刘备

得像刘备一样"。说刘备爱哭似乎并非是贬低的意思，而多数是为了表现其情感丰富。在沙盘中，刘备应该是权威、权力的象征。

关羽（？—220年），字云长，河东郡解县（今山西省运城市）人。民间关于关羽的故事主要有"温酒斩华雄"、"过五关斩六将"、"单刀赴会"等。由于关羽对刘备忠心耿耿，一身正气，所以在后世逐渐被神化，被称为"关公"。历代朝廷对关羽均多有褒封，清代将其崇为"武圣"，与"文圣"孔子齐名。此外，关羽还具有财神等象征意义。所以，在沙盘中，关羽往往是神灵的象征。不过，

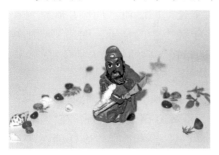

关羽

根据荣格对于英雄特点的描述——出身贫贱，功勋卓著，因骄傲而牺牲等——关羽可谓是典型的英雄的象征。青少年对英雄的崇拜，有助于其获得力量，而故事中英雄形象死亡的情节，能够帮助青少年逐渐走向成熟。

张飞（？—221年），字翼德，涿郡涿县（今河北省涿州市）人。民间关于张飞的故事主要有"鞭打督邮"、"喝断当阳桥"等，通常为孔武有力、勇猛鲁莽的象征。按照荣格分析心理学阿尼姆斯的层次划分，张飞是典型的力量型阿尼姆斯的象征。

曹操（155年—220年），字孟德，小字阿瞒，沛国谯县（今安徽省亳州市）人。东汉末年杰出的政治家、军事家、

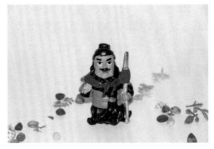

张飞

文学家、书法家，三国中曹魏政权的奠基人。曹操原本是一个很有才能的人，其"唯才是举"的政策，"官渡之战"中展现的军事才华，"横槊赋诗"的文学造诣，每一项都可以留名千古，但是《三国演义》却因其不是刘汉的正统而将其塑造为奸雄。在民间传说中，曹操"宁教我负天下人，不叫天下人

负我"的观念，"杀杨修"的说辞，死后"七十二疑冢"的传说，以及他"败走华容道"的落魄，等等，这些都把曹操描述成了奸诈、自私又被正义所战胜的反面角色。在沙盘中，曹操通常是智慧老人的另外一种表现，即邪恶的、奸诈的智慧老人的象征。

孙权（182年—252年），字仲谋，吴郡富春（今浙江省杭州市）人，三国时代东吴的建立者。关于孙权的著名传说相对较少，在《三国演义》中，他是一个有勇有谋又能屈能伸的皇帝。南宋著名词人辛弃疾曾有"生子当如孙仲谋"的感叹，由此可见，他也是一代雄主的象征。

周瑜（175年—210年），字公瑾，庐江舒（今安徽省合肥市）人。周瑜精通音律，当时有"曲有误，周郎顾"的传说。后世关于周瑜的传说主要是其十分年轻时就掌握兵权，赤壁之战期间对诸葛亮嫉贤妒能，被诸葛亮"三气周瑜"气死，临死前还发出"既生瑜，何生亮"的感慨。周瑜年长诸葛亮六岁，但是在各种文学艺术中，周瑜大都是年轻小生的样子，而诸葛亮则往往须发飘飘，所以相比于诸葛亮，周瑜是典型年轻气盛的年轻人的象征。

三毛

三毛是中国漫画家张乐平于1935年创造的漫画形象。三毛衣衫褴褛，头上只有三根头发，他漂泊流浪，受尽欺凌，是贫穷孩子的象征。在沙盘中，三毛有可能是求助者子人格的表现，即其内心具有一个孤苦伶仃的孩子的人格。

四大天王

四大天王是佛教护法神仙，俗称"四大金刚"。四大天王分别是：东方持国天王，身为白色，手持琵琶或阮琴；南方增长天王，身为青色，手握宝剑；西方广目天王，身为红色，手缠一条龙或蛇；北方多闻天王，身为绿色，左手卧银鼠，右持宝伞（或称宝幡）。四大天王皆身穿甲胄，英勇神武，而且多怒目而视，所以是力量的象征和对坏人惩罚的象征。中国传统文化还赋予了他们"调"、"风"、"顺"、"雨"的职能，即可以保佑人民风调雨顺。

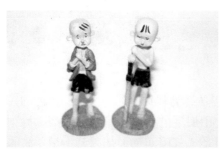

三毛

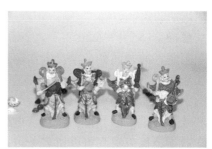

四大天王

五路财神

在中国，关于财神的信奉比较普遍，而财神的来历又有多种，所谓五路财神分别指的是中路武财神赵公明，东路财神招宝天尊萧升，西路财神纳珍天尊曹宝，南路财神招财使者陈九公，北路财神利市仙官姚少司。关于五路财神的传说还有很多，之所以有这么多路财神，是人们渴望财富的一种体现，即希望每一个方向都能有财神保佑。不过，五路财神的沙具通常是比较可爱的

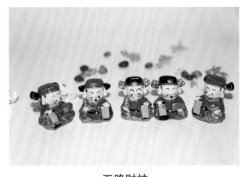

五路财神

卡通形象，放在沙盘中，他们往往代表喜庆，也可以代表保佑者，甚至也可以看作是智慧老人的象征。

《西游记》师徒四人

《西游记》是中国四大名著之一，其作者是清朝著名小说家吴承恩。《西游记》中，唐僧、孙悟空、猪八戒、沙僧是四个主要人物。唐僧是去西天如来佛祖处取经的主要人物，是另外三人的师父，而另外三人的主要任务则是保佑唐僧能够平安到达并完成使命。近些年，关于《西游记》解读的文章很多，各有各的角度，百家争鸣。

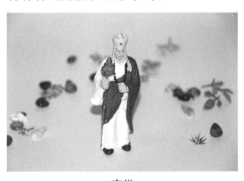

唐僧

从心理学的象征意义上来讲，唐僧举止沉稳，意志坚定，是典型的中老年男性的象征。而唐僧的另一面则给人留下了是非不清、软弱无能的印象，因此唐僧也可能是缺少能力的象征。不过，在沙盘中出现的唐僧形象，一般都是描述其取经的样子，坚定的朝向佛祖的方向，如此的主题则应该是超越的象征。

于唐僧而言，走向佛祖，是从凡人变为神佛，而对于沙盘的制作者而言，这是从低级的、矛盾的心理状态走向高级的、整合的心理状态，所以是超越的象征。

据说孙悟空的原型来自于印度的神猴哈奴曼，他神通广大，机智敏锐，具有一双火眼金睛，能分辨妖魔鬼怪，所以是神力的象征。在中国文化中，猴子具有上蹿下跳、心性不稳的特点，"心猿意马"一词正是借用了猴子的这个特点形容人的内心毛躁不稳定。在《西游记》中，作者多处使用了"心猿"

一词来指代孙悟空，所以，孙悟空还是心理不稳定的象征。"大闹天宫"的孙悟空又是一个敢于挑战权威、挑战旧有秩序的代表，很像处在青春期的孩子，因而孙悟空还具有年轻人的象征。

猪八戒最显著的特点就是贪吃、好色，这正符合了《孟子》中所说："食、色，性也。"猪八戒通常是人的无意识欲望的象征。按照分析心理学的观点，人最原始的动物性就是阴影原型，而阴影又是个体心理动力的源泉，能够处理好与阴影之间的关系，人才能够生活得更加有情调。在沙盘中使用猪八戒的成人，往往是对这样的本性能够接纳而非压抑的人，因而也多数是具有活力的、豁达的人。

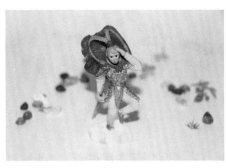
孙悟空

沙僧在《西游记》中表现并不突出，更像是一个默默无闻的配角。在沙盘中使用沙僧，则可能是踏实、老实的配角的象征。

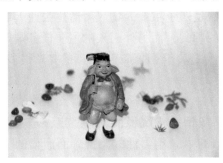
猪八戒

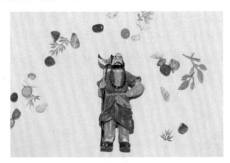
沙僧

巡海夜叉

夜叉是梵文的音译，是鬼的名字，可译为捷快，形容男子的行动敏捷又迅速。夜叉一般十分丑陋，因此汉语中有"长得像夜叉"一样的俗语来形容一个人长相丑陋。女性夜叉据说行动也十分敏捷、迅速，力量强大，但是相貌美丽，"母夜叉"一词通常强调女性的彪悍有力。

夜叉的种类很多，有空行夜叉、地行夜叉、巡海夜叉等。关于巡海夜叉，清代学者纪晓岚在《阅微草堂笔记》中记载道：

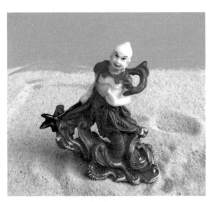
巡海夜叉

"海之有夜叉，犹山之有山魈，非鬼非魈，乃自一种类，介乎人、物之间者也。"也就是巡海夜叉是介于人和动物之间的一种生物。夜叉这样由人、兽组合起来的形象通常具有超越凡人的神力，是人类对未知世界的想象。在沙盘中使用此沙具一般代表的是超自然的力量。

月老

月老，民间又称月下老人、月下老儿，是中国民间传说中主管婚姻的红喜神，也就是媒神。据传说，月下老人以红绳相系男女，确定男女姻缘。在沙盘中，月老的形象可能更多是智慧老人的象征，由于这款沙具下部写有"月老"二字，所以也会有求助者在意识层面表达对爱情和婚姻的渴望。

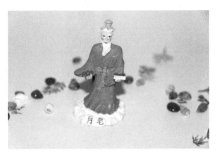

月老

钟馗

钟馗是中国民间传说中能打鬼驱邪的神。相传，唐玄宗某日重病，见有红衣小鬼来骚扰，后又有一戴着破帽子的大鬼把小鬼捉住并吃掉。唐玄宗问

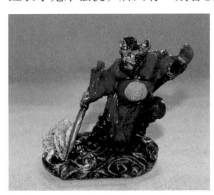

钟馗

大鬼的名字，大鬼回答说，他本是终南进士，名叫钟馗，因其相貌丑陋而科举不被录取，一气之下撞死，死后便从事捉鬼的工作。因为这个传说，钟馗多数被塑造成相貌丑陋、脚下踏鬼的形象。相貌丑陋给人以恐惧之感，脚下踏鬼则象征了他的强大法力。

除了捉鬼之外，中国民间还有"钟馗嫁妹"的传说。在这个传说中的钟馗则显得幽默诙谐，一般身着红袍，具有喜庆之感，所以钟馗也是民间的福神。

在沙盘中，钟馗可以给人以具有保护感的神的象征，也可以是洒脱不羁的象征。

（二）古埃及宗教及文化人物

阿努比斯神

阿努比斯神（Anubis）是狼头人身的亡灵引导之神，他与木乃伊的制作或尸体的防腐有着密切的关系。制作木乃伊的人通常会带上阿努比斯的面具装扮成阿努比斯的形象。据说，法老的亡灵可以在他的庇护下顺利完成地狱

之神欧西里斯的"称心仪式"，并帮助法老升入天堂，所以阿努比斯受到广泛的崇拜。因为胡狼晚上出没，所以阿努比斯被描绘成胡狼头的样子，并且身上涂成黑色。黑色也象征黑夜，这些都是与死亡相关的象征。

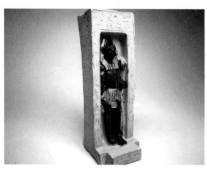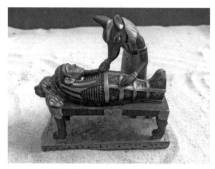

阿努比斯神

求助者在沙盘中使用这些非中国文化中形象的沙具时，通常都是神秘的象征，是来自集体无意识的信息。

贝斯特神

埃及猫神也叫贝斯特神（Bastet），崇拜贝斯特的区域主要分布于尼罗河三角洲，在这一地带，贝斯特是一些家庭中很重要的神像。古埃及人很早就把猫驯化为家养宠物，猫的某些生活习性和生理特征（如夜行性、性爱生活毫不隐蔽、多产以及通过捕鼠以保证粮食丰收等）与月亮女神贝斯特专门掌管月亮、生育和果实丰收的职责相一致，于是埃及人逐渐把猫作为月亮女神来崇拜，而月亮女神也逐渐变成猫头人身的形象，或者直接就是猫的样子。

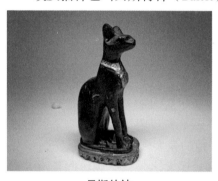

贝斯特神

在沙盘中，猫通常是女性的象征。此外，由于猫具有神秘隐藏的特点，因而也可能成为女巫的象征。

法老、王后

法老（pharaoh）译自希腊文和希伯莱文，是对古埃及国王的尊称。法老站在权力金字塔的顶端，是神的化身，具有绝对的权威。古埃及人对法老的崇拜近乎狂热，仅仅是法老的名字就具有不可抗拒的魔力，官员们因能够亲吻法老的脚而感到自豪。由于古埃及人将法老当作神来崇拜，认为法老是神与人的媒介，而古埃及人认为神的躯体是金子，所以法老的面具一般都是由黄金打造的。法老带有蓝色条纹的金色帽子象征着真理以及高贵的出身。

法老头上装饰的眼镜蛇代表的是埃及蛇形女神瓦吉特（Wadjit），她是下埃及的守护神。后来上、下埃及统一后，法老的头上就变成了眼镜蛇和秃鹫，秃鹫代表的是奈赫贝特女神（Nekhket）。

在古代埃及，很多法老会和自己的妹妹结婚，以保持法老血统的纯正，因此古埃及王后也同样出身高贵。并且，许多王后还曾独自统治国家，因此也是权威的象征。

在沙盘中，法老和王后一起出现时，通常与中国的皇帝、皇后的象征是相一致的。

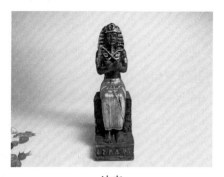

法老

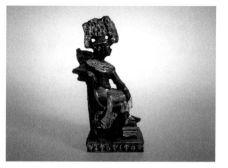

王后

法老棺、木乃伊

古埃及人相信，人是由躯体和灵魂构成的，即使在阴间的世界里，死者仍需要自己的躯体。只有保存住肉体，让灵魂有栖身之处，死者才能转世再生。所以法老死后，其尸体被制成干尸（即木乃伊），放在金字塔内部的墓室棺木中，也就是法老棺。法老的棺木通常为人形，表面绘有法老的形象。

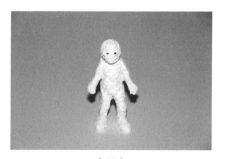

木乃伊

马特神

带有翅膀的玛特神（Maat）象征着神的保护，发带上有一根羽毛的玛特神则象征着真理、正义和公正。传说当法老死去后，在冥界，他们的心脏会被挖出来，与玛特神的羽毛进行比较，只有心脏比这一羽毛轻时，法老的亡灵才可以进入天堂。

哈比神

哈比神（Hapip）是专门管理尼罗河的

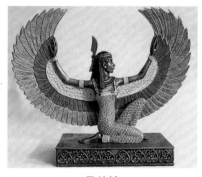

马特神

古老神祇，被描绘为长着女子胸部的男人，其丰满的胸部象征着尼罗河流域肥沃的土地，以及哈比神在尼罗河每年洪水泛滥时滋润土地的能力。而之所以会被描述为男人，可能与尼罗河泛滥造成的破坏力有关。

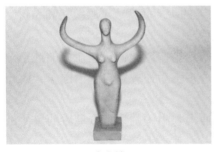

哈比神

哈比神的双手向天，是典型的祭司形象，同时也像新月，象征着母性与新生。他不仅是宇宙的创始者，也是其他万物的创造者。

欧西里斯

欧西里斯（Osiris）是埃及最重要的九大神明之一，是地狱之神和救世之神。传说欧西里斯曾是人间的英明法老，他与其妹妹伊西斯结为夫妇。欧西里斯的弟弟赛特嫉妒哥哥，设计将哥哥害死，并把尸体分成14块藏在埃及各地。

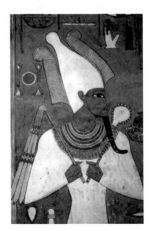

欧西里斯

为了拯救欧西里斯，欧西里斯的妻子伊西斯到各地去寻找尸骸，但只找到13块，生殖器部分被鱼吃掉了，所以欧西里斯只复活了一个晚上，并生出了儿子天空之神荷鲁斯为其复仇。虽然欧西里斯是地狱之神，但他并非魔鬼或黑暗之神，相反，他象征着死后可以永世荣耀的希望。

欧西里斯的经典形象是他手持象征着皇家权威的钩子和连枷，头上戴着白色的王冠。欧西里斯的皮肤可能被描绘为白色（木乃伊绷带的颜色）、黑色（肥沃的尼罗河土壤的颜色）或者绿色（农作物的颜色）。欧西里斯的身体像木乃伊一样被包裹着，只有胳膊露在外边，双手交叉于胸前。有的逝者入殓前会仿照欧西里斯的姿态被制作成木乃伊。

狮身人面像

狮身人面像是十分为人们熟知的一种象征形象，但是关于它的象征意义尚没有确定的说法。在古埃及，历代法老的陵墓中均有狮身人面像。狮身是太阳的象征，也与"日出日落之王"哈玛基斯有关，因此也是再生与复活的象征。狮身人面像象征了神性和人性的两重性，这使它成为了一种超凡的存在，不仅可以守护陵墓，而且代表神圣力量以及法

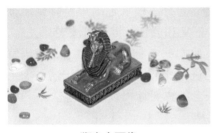

狮身人面像

老统治国家、保护子民的智慧。

埃及书记官

古埃及的书记官职务，一般只属于僧侣阶层或王府官宦。因为在古埃及往往只有王宫贵族才能读、写文字，所以书记官通常是知识、贵族的代表。

伊西斯

伊西斯（Isis）是古埃及宗教信仰中的一位女神，也是最原始的女神，对她的崇拜传遍了整个希腊－罗马世界。伊西斯被敬奉为理想的母亲和妻子以及自然和魔法的守护神。她是奴隶、罪人、手工业者和受压迫者的朋友，同时她也听取富人、少女、贵族和统治者的祷告。伊西斯经常被描述为是鹰头神荷鲁斯的母亲和保护者，也被称作亡灵和幼童的保护神。

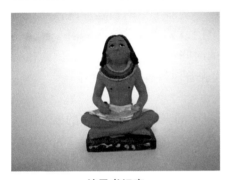

埃及书记官

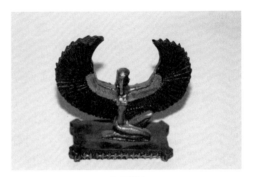
伊西斯

伊西斯名字的含意是"王座"，其头饰就是一个宝座。作为王位的化身，她是法老王权的重要体现。法老被说成是她的孩子，坐在她提供的御座上。许多人相信，每年尼罗河洪水的泛滥，就是伊西斯哭泣欧西里斯所流下的悲伤泪水，因此，人们每年都要举行再现欧西里斯死亡和重生的仪式。

在古埃及，伊西斯抱着年幼的荷鲁斯的神像非常常见，这是圣母玛利亚怀抱耶稣形象的雏形，这样的形象是典型的母亲象征。

（三）欧洲宗教及文化人物

艾翁 ❶

很多民族都有自己的密教，而罗马人的密教源自于古波斯的米特拉（Mithra）改变之后的米特拉斯（Mithras）。米特拉斯信徒的主要据点是罗马，他们有一套严密的入会系统。米特拉斯密教最具代表的象征就是艾翁——赤身狮头像。

注：❶ 艾翁（Aion），亦可译为"爱翁"，为防止被误解为"爱神"或者"爱情之神"，故本书采用"艾翁"。

艾翁通常是一位高大健硕的直立狮头人身男子，狮面雄武，巨蟒（有时是两条）环身，双手分别持有一把钥匙和一道闪电。绕身六圈的蟒环代表生命的循环以及行星和太阳的周期，象征着灵魂的永生和生命的循环往复。艾

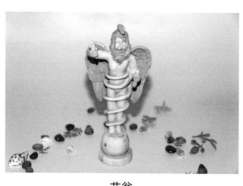

翁的形象被狮头（隐喻夏季，干燥，光热的本源，以及火元素）及环身的巨蟒（隐喻地下，冬季，潮湿寒冷，以及土元素）结合起来，表示宇宙本身的对立与矛盾的两极：生与死，好与坏。这种对立的统一在荣格看来是自性的象征。

艾翁手中的钥匙可以打开黄道之门，灵魂透过黄道之门，自无垠的时间飞升或降临；他身后的翅膀

艾翁

则显示了神的特质。艾翁脚下踩着地球，代表着他超越一切的地位。

白雪公主

白雪公主（Snow White）是欧洲童话故事中的人物，其最知名的故事版本见于德国 1812 年的《格林童话》。该故事的大概情节是：白雪公主因为她的美貌而受到了继母皇后的妒忌和虐待。为了躲避继母，白雪公主逃往森林之中，在森林里，白雪公主遇到了七个小矮人，并受到了小矮人和后来出现的王子的帮助。最终，白雪公主战胜了继母，并且赢得了王子的爱情。

荣格认为，童话是集体无意识的载体。在《白雪公主》这个故事中，继母皇后应该是母亲的象征（格林兄弟最初手稿中，"继母"其实为"生母"）。在各种文化的传说中都有关于"继母"的角色，他们往往对丈夫前妻的孩子非常残忍和恶毒。但是稍作思考，人们会发现，有些所谓的

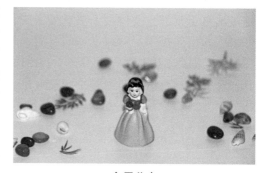

白雪公主

"继母"的特点其实"生母"同样具有。在童话中，之所以把"坏妈妈"的特点都给了"继母"，通常是为了维护"生母"慈爱、善良的形象而有意进行的设计，或者说是人类自我保护的一种方法，毕竟承认"生母有时也很'坏'"是比较痛苦的。

森林一般是无意识的象征，而七个小矮人的特点是可爱、矮小，正是孩子的特点。白雪公主被后妈的苹果毒死在森林中小矮人的别墅里，代表的是

沙盘游戏疗法象征手册

SANDPLAY GAME THERAPY SYMBOL HANDBOOK

白雪公主童年的"死去"，进入了无意识。白马王子的到来将公主救活带回人间，象征着回到新的意识层面。这种"死而复生"的主题是典型的成人仪式原型的象征。《白雪公主》的故事可以如此理解：作为一个女孩长大成人的过程是脱离母亲的控制，赢得独立的社会关系，以及进入新的生命状态的过程。

所以说，白雪公主的故事是一个女孩成长的主题。但是在沙盘中，使用白雪公主却往往代表着使用者的小女孩心理或者小公主心理，即使用者没有长大，正要长大，或者是发生了退行。

半人半马怪

半人半马怪是出现在希腊神话中的一批怪物，其形象是人的上半身与马的身体的结合。半人半马怪中的"人"是人性的象征，而"马"则是动物性的象征。但半人半马怪通常并非代表人性和动物性的高度和谐统一，而是或表现为人性，或表现为动物性。当表现为人性时，体现为温柔的半人半马；表现为动物性时，则会体现出好色、酗酒、通奸和好战的特点。

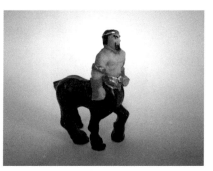

半人半马怪

波塞冬

波塞冬（Poseidon）是古希腊神话中水和地震的主宰。波塞冬是一位虬髯大汉，他手持三叉戟，坐在一枚由海豚拉着的巨大贝壳上。

波塞冬是愤怒狂暴的神，能够使人产生强烈的恐惧，也能用他的三叉戟掀起生活的轩然大波。波塞冬曾与多位女神及凡世间女性发生暧昧并生下孩子，这些孩子中有的是怪物，有的则是英雄，甚至还有长着金色羊毛的公羊。波塞冬的神圣动物是马和公牛，前者象征喷涌的泉水，后者则是男性性能力的象征。

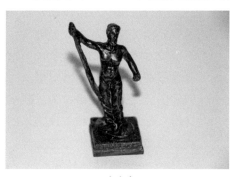

波塞冬

持蛇女神

这是在克里特岛米诺斯文化遗址中发掘的神像，中国人称之为"持蛇女神"，而外国文献中则更多直接称之为"蛇女神"，认为她是克里特人的大地母亲。

蛇女神头戴高冠，头顶上蹲伏着一只属于米诺斯宗教的圣兽狮子，她身穿敞胸的宽大裙衫，露出丰满的双乳，表情严肃庄重，双手各持一条头部向上昂起的金蛇。坦露的乳房是母亲的象征，而受持的蛇则可能是男性的象征，二者合在一起则是生育的象征。

布道者

布道者是基督教中的称呼，是传播基督福音的人。布道指的是以圣灵的能力传讲基督耶稣，使人们能够信靠神，并在教会中与其他信徒沟通。在沙盘中，这样的沙具常常是教父、权威、说教者或父亲的象征，也可能是智者或者保护者的象征。

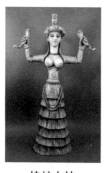

持蛇女神

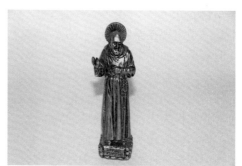

布道者

灵魂女神——赛姬

赛姬的英文名字"Psyche"正是灵魂的意思。据说，赛姬是亚底斯德国国王的小女儿，长得非常漂亮。爱神维纳斯对赛姬的美貌十分嫉妒，便打算让自己的儿子丘比特用爱的弓箭使赛姬爱上最卑微最恶劣的男人，以折磨赛姬。

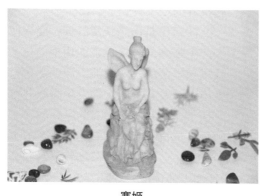

赛姬

不料丘比特却对赛姬一见钟情，不但没有遵从母亲的命令，还把赛姬藏在一个山谷的宫殿里。因为神不能与凡人通婚，为了隐藏身份，丘比特总是趁着夜幕来到赛姬身边，在黑暗中陪伴赛姬。丘比特骗赛姬说自己是一条大蛇，只能晚上陪她，但赛姬不能看他的容貌，否则会永远失去他。然而在两个姐姐的怂恿和诱骗下，赛姬违背了对丈夫的诺言，偷看了丘比特，还把蜡滴在了丘比特的身上。丘比特被滚烫的灯油烫伤，愤怒地离去。

赛姬为了能够得到丘比特的原谅，跋山涉水、不顾艰险地寻找丘比特。维纳斯为了阻止赛姬而设置了重重的障碍，让赛姬去完成凡人不能完成的任务。美丽而善良的赛姬总是在最危难的时刻得到帮助，她历尽艰辛终于完成了维纳斯的刁难。丘比特也原谅了赛姬，并恳求宙斯封赛姬为女神。宙斯答应了丘比特的要求，将赛姬封为灵魂女神。

这个故事表达了如何使灵魂升华的主题，即只有经历种种磨砺才能成就纯洁高贵的灵魂。而在沙盘中，灵魂女神赛姬则往往被视为天使或一般意义的神。

好牧人

耶稣在布道的时候，常常利用他出生地的民族生活特点来诠释他的教义。比如他出生的地区有很多人牧羊，于是耶稣就把自己和门徒之间的感情比喻成牧羊人和羊群之间的感情。在《约翰福音》中，耶稣被比喻成"好牧人"，而误入歧途的人则被比喻成"迷途的羔羊"，耶稣带领人们进入天堂就像牧羊人赶羊进圈一样。耶稣本人也会被比喻为"上帝的羔羊"，象征着他是来为人类赎罪的。在基督教的象征体系中，经常有一种耶稣肩头搭着一只羊的形象，象征着他拯救灵魂的能力。

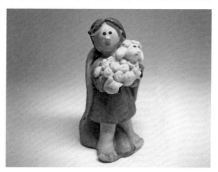
好牧人

罗马狼

母狼给罗马神话中罗马市的奠基人罗慕路斯（Romulus）与雷穆斯（Remus）

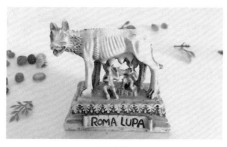
罗马狼

哺乳的雕像是古罗马的象征之一。在罗马神话中，罗慕路斯和雷穆斯是一对孪生兄弟，他们的母亲是女祭司雷亚·西尔维亚，父亲是战神玛尔斯。兄弟俩刚出生就被遗弃在台伯河边，所幸被一头母狼喂养长大。后来，两个人决定在台伯河边建造一座城市，这就是后来的罗马市。

母狼哺育幼儿的雕像既有母亲哺育孩子的象征意义（即母狼象征强大有力的母亲），又有人类和动物之间不可分割、人有动物性的象征意义。

玛利亚

圣母玛利亚（Blssed Virgin Mary）是耶稣的母亲。根据《圣经》记载，玛利亚还是处女时受上帝的感应而怀孕。基督教，尤其是天主教把玛利亚敬为上帝选中的圣母，是没有原罪的人。所以玛利亚是纯洁的象征。在艺术作品中，玛利亚经常被塑造为怀抱圣子耶稣的形象，所以她又是慈祥的母亲的象征。

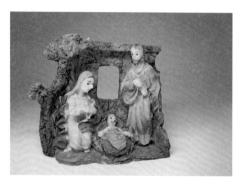

耶稣的诞生

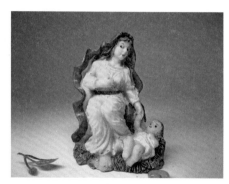

圣母玛利亚与圣子耶稣

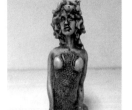

美杜莎

美杜莎

根据古希腊的神话，美杜莎（Medusa）曾是一个漂亮的女孩，由于她和海神波塞冬在雅典娜的神庙里幽会而惹怒雅典娜，雅典娜便将美杜莎变为一个头上长满毒蛇、面目狰狞的妖怪。雅典娜还给美杜莎实施了诅咒，任何直望美杜莎双眼的人都会变成石像。由于美杜莎不是神而是人，所以她不会长生。英雄玻耳修斯最后杀死了美杜莎，而美杜莎被砍下的头颅变成了闪烁不定、让人害怕的妖魔星。

美人鱼

欧洲有很多关于美人鱼的传说。美人鱼的上半身是美丽的姑娘，下半身则是鱼的尾巴，为半人半鱼的形象。一般意义而言，美人鱼是常年在海上航行的水手们因渴望性而幻想产生的形象，因而美人鱼既象征理想化的、难以捉摸的女性之美，又代表女人的虚幻和变化无常。

但是，影响最广的关于美人鱼的故事是安徒生童话《海的女儿》。在这个故事中，美人鱼是海神王的女儿，他们居住在大海深处的宫殿里，只有长到 15 岁后才可以升到海面去看看海上的世界。海神王最小的女儿——小美人鱼长到 15 岁后去看水面外的世界时，爱上了一个人间的王子。为了获得双腿以走上陆地，并获得王子的爱情以及不灭的灵魂，她被女巫割掉舌头，变成了哑巴。然而最后的结局却是，王子并

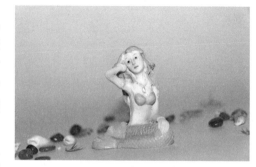

美人鱼

没有全心全意地爱上小美人鱼，小美人鱼没有获得不灭的灵魂，变成了海上

的一个泡沫。

这似乎是一个悲剧，然而却也是一个女孩成长的主题。童话中美人鱼15岁才可以上到海面，为什么是15岁呢？这和女孩的初次月经的年龄大体一致。也就是说，15岁是代表女孩性成熟的年龄。美人鱼15岁前生活的海底世界和之后要去的岸上，分别代表两个状态：一个是童年时代，一个则是成年时代。童话中，美人鱼必须获得双腿才能走上陆地，由没有双腿或者说是双腿紧合的状态，到获得双腿或者说双腿打开的状态，其中含有性的隐喻。美人鱼没有灵魂，只有获得人类全心全意的爱才能获得不灭的灵魂，这代表着只有获得爱情或婚姻，女孩才能进入成年并成为一个拥有独立灵魂的人，否则，仅仅依附于父母，小女孩是无法拥有独立灵魂的。最后美人鱼被割掉舌头变成哑巴，以及死亡后变成泡沫，都代表着童年的结束，新的生命状态的开始。

不过，在沙盘中使用美人鱼时往往是静态的，使用的仅仅是美人鱼的形象而非上述故事情节。因此，美人鱼是未成熟女孩的象征，一般女性使用多是代表其具有的小女孩心理；而男性使用则可能代表女性的诱惑，或者代表其心中阿尼玛的特点。

弥诺陶洛斯

弥诺陶洛斯（Minotaur）是古希腊神话中克里特岛上的半人半牛怪，是克里特岛国王弥诺斯（宙斯和欧罗巴之子）的王后与一头白牛生下的怪物。弥诺斯修了一座迷宫把弥诺陶洛斯关了起来。

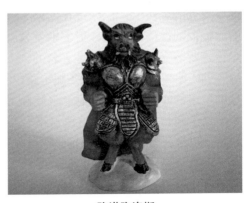

弥诺陶洛斯

弥诺陶洛斯和半人半马怪一样都是人性和动物性一体化的代表，不过弥诺陶洛斯更多的是代表野性、动物性的一面。在中国文化中，类似弥诺陶洛斯的形象是牛魔王。牛魔王同样是妖怪，具有强大的力量。在许多文化体系中，牛都是力量的象征。

在沙盘中，弥诺陶洛斯往往代表男性力量，也可能是其他未知的无意识象征。

摩西

摩西（Moses）是公元前13世纪时犹太人的民族领袖。史学界认为他是犹太教的创始者。在犹太教、基督教、伊斯兰教和巴哈伊教等宗教里，摩西都被认为是极为重要的先知。按照以色列人的传承，摩西五经便是由其

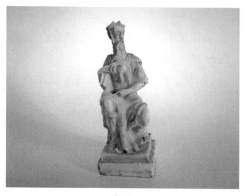

摩西

所著。《出埃及记》中记载，摩西受耶和华之命，率领被奴役的希伯来人逃离古埃及，前往一块富饶之地——迦南地。经历40多年的艰难跋涉，他在就要到达目的地的时候去世了。在摩西的带领下，希伯来人摆脱了被奴役的悲惨生活，学会遵守十诫，并成为历史上首个尊奉单一神宗教的民族。

在沙盘中，摩西形象的沙具多数被当作权威、神、智慧老人的象征。

斯芬克斯

斯芬克斯（Sphinx）是古希腊神话中狮身人面的怪兽。古埃及也有狮身人面兽，不过是男性，而古希腊神话中的斯芬克斯则是长着翅膀的女性。

在希腊神话中，赫拉派斯芬克斯坐在忒拜城附近的悬崖上，拦住过往的路人，用缪斯所传授的谜语问他们，猜不中者就会被它吃掉。斯芬克斯的谜语就是著名的"人类之

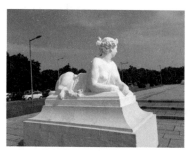

斯芬克斯

谜"，即"什么动物早晨用四条腿走路，中午用两条腿走路，晚上用三条腿走路，且腿最多的时候，也正是他走路最慢，体力最弱的时候？"后来俄狄浦斯回答了这个问题，并拯救了这座城市。斯芬克斯因而成为人类自身认识之谜的象征，也是智慧和知识的象征。

女巫

女巫（witch），又称魔女，是西方文化中使用巫术、魔法、占星术，并且以此类超自然能力行事的女性。据传说女巫分为白女巫与黑女巫两种，白女巫使用白魔法，黑女巫使用黑魔法。与此相对，会使用魔法的男性则称为男巫（wizard、warlock）。

女巫曾是智慧与知识的化身，但是在15~17世纪期间，基督教廷却将女巫视为异端分子和魔鬼的追

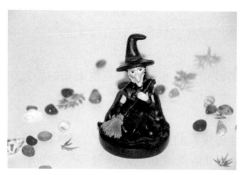

女巫

随者，并对其加以迫害。由此，女巫成为了破坏力量和暗势力的象征。在西方的传统文化中，女巫最典型的形象就是骑在扫把上。女巫的长相一般丑陋怪异，她们昼伏夜出，有的还住在森林里，所以女巫还有女性阴暗面的象征。在沙盘中，女巫一般也会被当作坏女人，有些时候也会强调她们具有魔法这种超越常人的力量。

潘

潘（Pan）是希腊神话里的牧神，他有着人一样的头和身躯，山羊的腿、角和耳朵。牧神潘掌管牧羊、自然、山林乡野。潘喜欢吹排箫，他吹的排箫具有催眠的力量，能够蛊惑人心。潘生性极其好色，是创造力、音乐、诗歌与性爱的象征，同时也是恐慌与噩梦的标志。因此，潘也是人性和动物性的结合体，且主要象征动物性的意义。

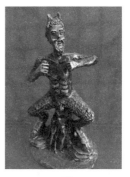

潘

圣杯

圣杯（San-greal）是耶稣受难前的逾越节晚餐上，耶稣遣走加略人犹大后和11个门徒用餐时所使用的葡萄酒杯。耶稣曾经拿起这个杯子吩咐门徒喝下里面象征他的血的红葡萄酒，借此创立了受难纪念仪式。后来有些人认为这个杯子因为这个特殊的场合而具有了神奇的能力。据传说，如果有人能找到这个圣杯并且喝下其盛过的水，那么就能死而复生、返老还童并且获得永生。

在荣格分析心理学看来，圣杯及其装有的代表血的葡萄酒，是女性的象征，代表着神圣子宫。在沙盘中，这个杯子可能只是一个普通的酒杯或水杯，只有当求助者将其放在某种神圣的仪式中时，才可能使其具有上述宗教文化的意义。

阿尔忒弥斯

阿尔忒弥斯（Artemis）是宙斯和勒托的女儿，阿波罗的孪生姐姐，是希腊神话中的狩猎女神，为奥林匹斯十二主神之一。

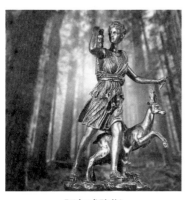

阿尔忒弥斯

阿尔忒弥斯是宙斯最喜欢的女儿，因而宙斯满足了她的许多要求。阿尔忒弥斯不仅是狩猎女神，还担任其他很多重要的神职。首先，阿尔忒弥斯是狩猎女神，她手持弓箭，身穿兽皮做的无袖束腰长裙，在仙女侍从的簇拥下，穿行于丛林中狩猎。同时，阿尔忒弥斯也是一切野生动物的保护神。此外，阿尔忒弥斯还是自然之神，她不仅是森林和野生动物的保护神，而且是植物和家畜的保护神。阿尔忒斯还是丰产与孕育女神，她作为接生女神，为妇女接生新生儿。此外，阿尔忒弥斯还是月亮女神、弓箭与射术女神、健康之神、保护处女之神、死亡女神、净化女神，等等。

瑞亚

瑞亚（Rhea）是泰坦女神，是大地女神盖亚和希腊神话中天空之神乌拉诺斯的女儿，也是克罗诺斯（泰坦巨人之一，瑞亚的弟弟，他夺取了父亲的王位，后又被他的儿子宙斯夺走王位）的妻子。在早期的传说中，她被公认为"生育女神"。古希腊人把瑞亚视为奥林匹斯山众神之母。

克罗诺斯与瑞亚有六个孩子，其中三个女神分别是：赫斯提亚——家灶女神（又称火焰女神），迪墨尔——农林女神，赫拉——嫉妒及家庭女神（第三代神后）。三个男神分别是：哈迪斯——冥界之王（冥王），波塞东——

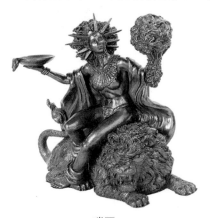

瑞亚

海洋之王（海王），宙斯——天神（第三代众神之王）。但是，除了宙斯以外，瑞亚其他的孩子都在刚出生时就被克罗诺斯吃掉了。瑞亚在克里特岛生下了宙斯之后，她用襁褓包裹好一块石头，让克罗诺斯认为是宙斯，于是克罗诺斯一口就将其吞了下去。此后，瑞亚把宙斯藏在了克里特岛艾达山的一个山洞里。

宙斯被一个名叫艾达曼泰娜的仙女用羊奶喂养长大。因为克罗诺斯统治着大地、天堂和海洋，艾达曼泰娜把宙斯用一根绳子悬挂在树上，这样他就处在了大地、海洋和天空之间，从而躲过了父亲的追杀。宙斯长大后强迫克罗诺斯把他吞下的其他几个孩子吐了出来。于是，他的兄弟姐妹的顺序就颠倒了，最大的成了最后一个被吐出来的，而最小的反而成了第一个。

瑞亚的故事是理解古希腊众神关系的重要纽带，在沙盘中，她通常被作为神圣女性的象征。

朱斯提提亚

罗马女神朱斯提提亚（Justicia）是以法律体系为基础的道德人格化。从文艺复兴开始，朱斯提提亚常被描述为一个手持长矛和天平，赤裸着乳房的女性形象，有时候还蒙着眼睛。朱斯提提亚的形象表现出了神圣的秩序、法律与习俗。朱斯提提亚左手提着悬挂的天平，代表她用这个天平来衡量对事件的支持或反对。她也常常右手持着一支双刃长矛，象征着理性与公正，她挥舞长

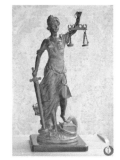

朱斯提提亚

矛来表达对事件的支持或反对。神像被蒙着眼睛象征着不惧威胁，不受利益引诱，不管原告人、被告人的身份、权利如何，朱斯提提亚都会给予客观、公正的判决。

天使

天使（Angel）本义是指来自天上的上帝的使者，大多数宗教信仰中都有类似概念。基督徒一般将其译为天使，伊斯兰教有时也译为天仙。天使代表圣洁、善良、正直，还代表上帝（或安拉）旨意的传达者，为上帝（或安拉）服役的灵，受上帝（或安拉）差遣保护信众不被恶魔侵扰的保护者。天使是将神给人的信息带进人间的桥梁，是人间的监察者、人们行为（包括隐秘）的忠实记录者。基督教和伊斯兰教有"七大天使"之说。

七大天使分别是米迦勒（以色列守护神、圣战之王、最强天使）、加百列（神任警长、掌管者）、乌利尔（领导天体星辰并守护冥界）、拉斐尔（人类的灵魂的守护者）、拉贵尔（天主的复仇者）、沙利叶（灵魂的复仇者）、雷米尔（冥界灵魂的守护者）。其中大天使米迦勒的塑像通常为他正在杀死撒旦的形象，这意味着他是带领正义天使与邪恶天使对抗的首领。从这个意义上讲，米迦勒和中国的关公、钟馗有相似之处。

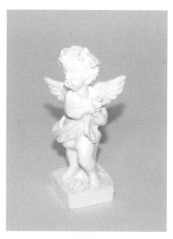

天使

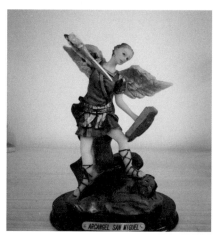

大天使

此外，天使又分为神圣的阶级（炽天使、智天使、座天使）、胜子的阶级（主天使、能天使、力天使）、圣灵的阶级（权天使、大天使、天使）。炽天使无形无体，以赤红的火焰为象征。若是必须现身于人前时，则以六翼四首（亦有二首之说）之姿出现。炽天使象征着光与爱。

智天使非常了解神的旨意，因此象征着智慧，是伊甸园的守护者，正是他们把亚当和夏娃赶出了伊甸园。

智天使、小天使、丘比特这三种天使都是微胖的男孩形象，而且都长着翅膀。他们象征无暇和纯洁，翅膀则体现了神的标志。丘比特是爱神，凡被他射中爱神之箭的人都会坠入爱河。丘比特的金箭象征真诚的爱，铅箭象征激情。有时丘比特还会乱射箭，此时便是盲目爱恋的象征。

纯洁无瑕的天使有时也会和象征死亡的骷髅放在一起，此时，天使象征着出生和开始，而骷髅则象征着死亡与结束。

还有一种天使是堕落天使。堕落天使是指违抗上帝命令，反叛上帝耶和华，被逐出天堂的天使。堕落天使包含撒旦和跟随撒旦反抗上帝的天使，犹太教中因爱上人类女子而堕落的天使阿撒兹勒等。堕落天使被打入地狱，丢失光洁的外表与天使的美名，在枷锁中为自己仅剩的尊严、骄傲与天堂对抗。堕落天使（一般描述为黑色的）是叛逆的象征。

在沙盘中，天使多数都是纯洁、可爱的孩子的象征，而且多为女性，是求助者女性心理的象征或者小女孩情结的代表。

维纳斯

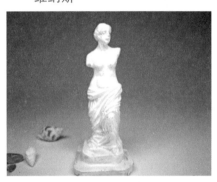

维纳斯

古代罗马神话中的维纳斯（Venus）与古希腊神话的阿弗洛狄忒（Aphrodite）相同，是代表爱与美的女神，也是春天的化身，象征着繁荣。维纳斯常被描述为裸体的女性，吸引着众神为之战争。爱神丘比特（Cupid）就是她的儿子。

在希腊神话中，克洛诺斯把他父亲乌拉诺斯的生殖器阉割掉并扔进大海里，海水因此而波涛汹涌起来。海水中的性元素产生了阿弗洛狄忒。阿弗洛狄忒出生后，宙斯害怕其他众神干预她的婚姻，于是把她嫁给众神中最沉稳的铁匠之神赫菲斯托斯。但是丈夫并没有控制住阿弗洛狄忒，她与许多神和凡人相互爱慕。因此，阿弗洛狄忒（维纳斯）始终被认为是象征着爱和性欲的刺激。

夏娃和蛇

据《圣经》记载，夏娃是世界上第一个女人，是亚当在伊甸园的女伴。在《创世纪》中，上帝从亚当身上取下一根肋骨创造了夏娃。夏娃和亚当因受到变身蛇形的撒旦的引诱而违背上帝的意志偷吃了智慧树上的果实。最后，上帝将他们逐出了伊甸园。

在基督教的传统中，夏娃被尊崇为世界上第一名女性和人类的母亲,但同时也责备她唆使亚当吃了智慧树上的果实，被逐出伊甸园。在卡通片和其他的绘画作品中，亚当和夏娃

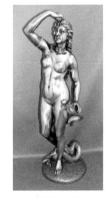

夏娃和蛇

通常穿着无花果的树叶。《创世纪》中写道，"亚当和夏娃一起缝制无花果树叶，为他们自己制作围裙"。

所以，夏娃是最原始的女性和女性"性特质"的象征，而蛇则成为欲望、诱惑的象征。

雅典娜

雅典娜（Athena）是古希腊神话中的奥林匹斯十二神之一。雅典娜是智慧女神、农业与园艺的保护神以及军事策略的女神，她传授纺织、绘画、雕刻、陶艺、畜牧等技艺给人类。雅典娜还是司职法律与秩序的女神，她创立了人类的第一座法庭。

雅典娜是宙斯和墨提斯的女儿。当雅典娜还是胎儿的时候，盖亚和乌拉诺斯告诉宙斯，墨提斯生下一个女儿，此后，还会和宙斯再有一个儿子，这个儿子以后会毁灭宙斯。因为盖亚的建议，宙斯吞下了怀孕的墨提斯。当雅典娜即将诞生时，宙斯被剧烈的头痛折磨，赫菲斯托斯为了帮助他，用一把青铜制造的斧头劈开了他的头骨以缓解疼痛。此时，一位体态婀娜、披坚执锐的美丽女神从裂开的头颅中跳了出来，这便是雅典娜。

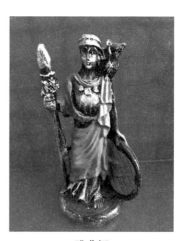

雅典娜

在迈锡尼时代，雅典娜也被描述为好战的女战神，她常常手拿盾牌或长矛，猫头鹰是她的标志。

耶稣

基督教出现于两千多年前，起源于犹太教。基督教认为耶稣基督是救世主，他为了救赎人类的罪，甘愿流尽自己的血，被钉死在十字架上。关于耶稣的故事有很多，而沙盘游戏中常见的与耶稣相关的沙具有圣子诞生、耶稣受难等造型。

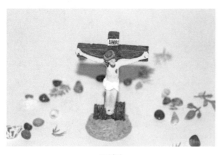

耶稣

据记载，加利利的拿撒勒城里有位纯贞姑娘玛利亚，她和青年木匠约瑟夫订了婚。玛利亚受上帝的感应而怀孕，约瑟夫因为受到上帝天使的启示而知道这是上帝的孩子，所以他不仅没有退婚，而且将玛利亚娶进家门。当时是希律王执政时期，他命令所有的百姓都办理户口登记手续，所有的人都必须回到自己

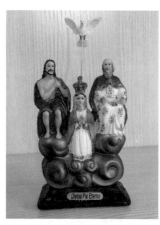
耶稣与圣母玛利亚、上帝

的出生地去。约瑟夫属于大卫家族，所以他就带上已怀有身孕的玛利亚从拿撒勒去伯利恒。到达伯利恒时，天色已晚，所有的客栈都已住满，他们只得在一个马棚里栖身。这天夜里，玛利亚临产了，伴随着一阵啼哭声，耶稣由此诞生。可马棚里找不到干净的地方，约瑟夫和玛利亚只得把孩子包好，小心翼翼地放在马槽里。圣子耶稣诞生时，一颗耀眼的巨大新星出现在伯利恒的上空。这颗星星被东方的三位博士看到了，他们便沿着星星的指引，向伯利恒方向而来，寻找圣子耶稣，最后他们发现了睡在马槽里的圣子。东方三博士俯伏跪拜，并打开宝盒，向圣子耶稣献上了礼物。东方三博士又称东方三圣人、东方三圣王，天主教将东方三博士献礼的典故称为"三王来朝"。

后人为了纪念耶稣的诞生，便定12月25日为圣诞节，年年望弥撒，纪念耶稣的出世。由于《圣经》记载耶稣生于夜间，故传统上称12月24日夜为"圣诞夜"或"平安夜"。

耶稣三十岁以后开始教导众人，行神迹，并被记载下来。耶稣在三年的时间里一直尽力保持低调，但他的名声还是传遍了全国，引起了设在以色列各省执政掌权的罗马官员和犹太领袖（宗教律法师）的注意。门徒犹大出卖了耶稣，致使"最后的晚餐"的当天晚上，耶稣在橄榄山的客西马尼被祭司长和长老带来的一伙人捉住。最后，耶稣被钉死在十字架上。

相比较于其他的神（如佛祖、太上老君等），耶稣给人最突出的印象往往是被钉在十字架上受难的样子，所以耶稣通常不是神的象征，而是受苦受难、救赎的象征。使用耶稣的沙具的人往往是具有救赎情结的人。

约瑟夫

约瑟夫（Joseph）是福音书中的人物，是耶稣的母亲玛利亚的丈夫，耶稣的监护人。在罗马天主教、东正教以及英国的基督教传统中，他被尊称为圣约瑟夫。据记载，约瑟夫可能是木匠或其他手工艺人。抱着耶稣的约瑟夫形象往往是父亲的象征。

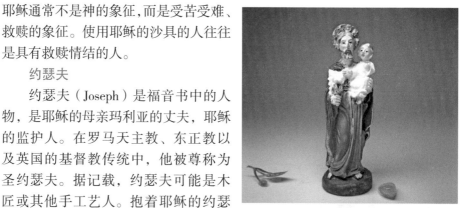
怀抱耶稣的约瑟夫

宙斯

宙斯（Zeus）是古希腊神话中第三代众神之王，奥林匹斯十二神之首，
统治宇宙的至高无上的主神，人们常用"神人之父"、"神人之王"、"天父"、"父宙斯"来称呼他，是希腊神话里众神中最伟大的神。女神赫拉是宙斯的最后一位妻子。但宙斯同一些女神和凡间女子生过不少子女，他们或为天神，或为半人半神的英雄，因此宙斯又被称为天神和凡人之父。所以，宙斯主要是神、权威和父亲的象征。

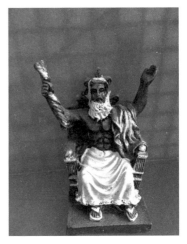

宙斯

宙斯是第二代神王克罗诺斯和瑞亚最小的儿子，第一代神王神后乌拉诺斯和盖亚的孙子。宙斯的主要圣地在埃利斯的奥林匹亚，那里建有宙斯神庙，每四年举行一次盛大的祭祀性竞技会。传说中，现代的奥林匹克运动会即起源于为纪念宙斯而举行的体育竞技活动。

宙斯掌管天界，以雷电为武器，掌握风、雨、雷、闪电等各种天象，维持着天地间的秩序。宙斯拥有无上的权力和力量，他是正义的引导者，公牛和鹰是他的标志。

（四）印度宗教及文化人物

毗湿奴

印度教有三大各司其职的主神：梵天（Brahma）主掌创造，湿婆（Shiva）主掌毁灭，而毗湿奴（Vishnu）则是维护之神。毗湿奴是仁慈和善良的化身，具有无所不能的力量，保护和维持着宇宙和宇宙秩序。毗湿奴性格温和，对虔诚的信徒施予恩惠，而且常化身为各种形象拯救危难的世界。

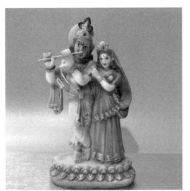

毗湿奴

在印度教造像中，毗湿奴通常身着王者衣冠，肤色绀青，佩戴宝石、圣线（印度男子佩戴的一种线）和粗大的花环，四臂手持法螺贝、妙见神轮、伽陀神锤、神弓或宝剑、莲花，他有时坐在莲花上，有时躺在一条千头蛇身上，有时骑在一只大鹏鸟迦楼罗上。

毗湿奴有数百个化身，通过这些化身他可以到人间拯救众生。毗湿奴比较重要的分

身有灵鱼摩磋、神龟俱利魔、野猪笈罗诃、持斧罗摩（英雄）、奎师那、佛陀等。

奎师那是毗湿奴的第八个化身，来到世界上主要是为了消灭魔王刊萨，但后来成为极受欢迎的神明，是教徒虔心信奉的主神之一。奎师那既重视美感，又追求肉欲，爱上了放牛女拉达，因而也是少数与凡人坠入爱河的神祇之一。

湿婆

湿婆（Shiva），印度教三大主神之一，毁灭之神，在《梵书》《奥义书》两大史诗及往世书中都记载有他的神话。湿婆的前身是印度河文明时代的生殖之神兽主和吠陀风暴之神鲁陀罗，兼具生殖与毁灭、创造与破坏双重性格，呈现各种奇谲怪诞的不同相貌。印度教认为"毁灭"有"再生"的含义，故表示生殖能力的男性生殖器林伽是湿婆创造力的象征，受到性力派和湿婆派教徒的崇拜。

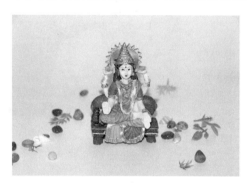

湿婆

湿婆居住在凯拉萨山（即中国西藏阿里境内的冈仁波钦神山），他的乘骑是公牛南迪，他的神妃是雪山神女帕尔瓦蒂，又叫乌玛（意为"光明、美丽"）。湿婆的配偶起源于印度土著的母神，也像湿婆一样兼具生殖与毁灭的双重性格，呈现温柔相、恐怖相等不同的相貌。湿婆与帕尔瓦蒂的儿子犍尼萨是可爱的象头神，另一个儿子塞犍陀则是勇敢、正义、伟大、帅气的战神。塞犍陀是佛教的护法天尊韦驮菩萨。

湿婆的形象是一面三眼四臂，能够很方便地观照世界的每一部分。与衣着华贵的其他诸神相比，湿婆的打扮显得格格不入。其面貌威严英俊，肤色极浅，留着苦行者纷乱的蓝黑色长发，头顶装饰有恒河与弯月，脖颈上挂一串骷髅项链，上身半裸，下身围一条虎皮，身缠眼镜蛇，手持三叉戟和弓箭，游荡在鬼灵坟墓之间。

象头神

象头神犍尼萨（Ganesha）为印度教及印度神话中的智慧之神、破除障碍之神。他是湿婆和雪山神女帕尔瓦蒂的精神之子。象头神信众广泛，在藏传佛教中被称为"自在

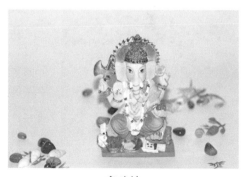

象头神

天"、"欢喜天"、"圣天",是守护神;在日本,象头神被视为夫妇圆满之神和财神;在泰国,其被称为"象头神财天";而在印度教中,他是排除障碍之神、财神、命运之神、学识之神,代表智慧,象征着吉祥和成功,是印度最具人气之神。其形象为象头人身,大腹便便,独牙,持斧头、糖果、念珠、莲花。坐骑为一只老鼠。

传说湿婆沉醉于修行,常年外出修行,归家时也不敲门。某次他苦修归来,妻子帕尔瓦蒂正在洗澡,见丈夫进来大为尴尬。于是下一次湿婆外出修行期间,帕尔瓦蒂利用净身用的姜黄黏土做出一个小男孩并赋予其生命,命令他看守大门,任何人在她洗澡时不得入内。后来一次湿婆归来,刚到家门口,就看见一个他不认识的英俊帅气的男孩儿守在那里,湿婆告知他自己是帕尔瓦蒂的丈夫,谁知只听从母亲吩咐的男孩儿就是不肯放其入内,湿婆失去耐性,便与男孩儿打斗起来,并用三叉戟砍下了男孩儿的头颅。待帕尔瓦蒂沐浴完毕后,发现儿子居然在看家护院时被自己不知情的父亲所害,万分伤心且气愤不已,随即要求湿婆救活他们的儿子。然而威力强大的三叉戟早已将犍尼萨的头颅砍飞到不知去向。湿婆只好向创造神梵天求助。梵天告诉湿婆,在他一路寻找过程中所遇到的第一个头朝北方的生物,便可将其首级拿来代替做犍尼萨的脑袋。湿婆便派遣他的坐骑公牛南迪四处寻找,最后发现一只神象面对北方,于是将大象首级装到了犍尼萨的身上令其复活了。

雪山神女

雪山神女名为帕尔瓦蒂(Parvati),印度教中湿婆的妻子,为雪山神(喜马拉雅山的人格化)的女儿,恒河女神的姐姐。按某些往世书的说法,她的前世是湿婆的第一个妻子娑提。娑提因父亲反对其与湿婆结合而投火自焚,毗湿奴将娑提的尸体切碎并投向世界各地,后来转生为雪山神女。雪山神女转世后仍然热恋湿婆,后二人有了精神之子象头神犍尼萨。

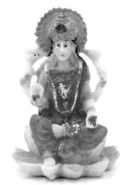

雪山神女

(五)其他宗教及文化人物

非洲母神

原始女神崇拜的最初形态是大母神(又称原母神),即伟大母亲的象征,女性的原型。世界上许多民族都有关于大母神的神话传说,传达着不同的文化意义。非洲母神这一沙具是非洲文化中母亲的象征。

男人、女人

在荣格心理学中，男人和女人分别是阿尼姆斯（animus）和阿尼玛（anima）的象征。在许多传统文化中，他们都是生育繁衍以及生命往复循环的象征。男人代表阳刚、雄性，女人则代表阴柔、雌性，两者合二为一代表着完整和整合。这种裸露的男人和女人往往是男性性欲和女性性欲的象征。

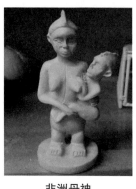
非洲母神

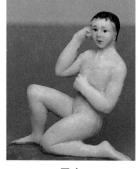
男人

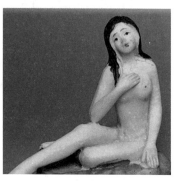
女人

圣诞老人

圣诞老人（Santa Claus）是一位专门在圣诞节前夜时悄悄赠送礼物给孩子们的神秘人物，是圣诞节的代表角色之一。他普遍被认为是基督教的圣人圣·尼古拉斯的衍生形象。

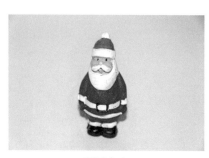
圣诞老人

传说每到12月24日晚上，便会有个神秘人乘驾由9只驯鹿拉的雪橇在天上飞翔，挨家挨户地从烟囱进入屋里，并偷偷把礼物放在好孩子床头的袜子里，或者堆在壁炉旁的圣诞树下。他在一年中的其他时间里，都在忙于制作礼物和监督孩子们的行为。虽然没有人真的见过这个神秘人的样子，但是人们会装扮成他的样子来给孩子们送上礼物。这位神秘人通常被描述为一位老人，他头戴红色帽子，有长长的白色胡须，一身红色棉衣，拿着装有礼物的大袋子。因为总在圣诞节前夜出现并派发礼物，所以人们习惯地称他为"圣诞老人"。

圣诞老人出现在沙盘中时，通常代表喜庆、礼物等含义。

死神

在西方文化中，死亡往往被描述为令人毛骨悚然、手持镰刀的收割者。他披着戴帽子的黑色斗篷，面部是一个骷髅，手持大镰刀，斩断生命。这款沙具是死亡、黑暗的象征，往往用作表示无意识中的恐惧。

图腾柱

图腾（Totem）可能源于印第安"adooem"一词，意为"亲族亲属"。氏族或部落将内心的想法或信念——刻在大木杆上面，就成了图腾柱。有些图腾柱上刻着人物和脸谱，一个挨着一个，他们代表宗族成员遇到的祖先或神灵，或者赋予他们特殊才能的人。如下图所示图腾柱顶端的雷鸟便是权力的象征。中国文化中的华表，也有图腾柱的意义。图腾柱一般是家族的象征或者历史见证的象征，有的时候也会是墓地的象征。

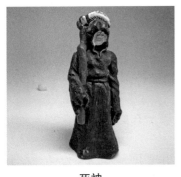

死神

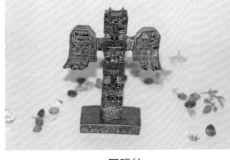

图腾柱

小丑

小丑代表着愚笨的人身上所具备的可贵智慧，他不遵守日常生活的原则，勇于挑战权威。在莎士比亚的戏剧中，傻瓜和小丑反复出现，他们用谜语和幽默冲淡王权的神圣和权威，也间接给君王带来智慧。

卡尔夫认为，小丑拥有完美的表演能力，在他滑稽举止的背后隐藏着深厚的表演智慧，观众必须能够理解小丑所呈现的谜语。就这方面来看，小丑有时也代表个体人格获得了发展。

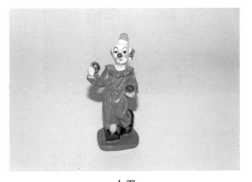

小丑

然而在其他的一些文化中，小丑往往代表能力不足的傻瓜，有时也是外在欢乐掩饰之下的悲伤和无奈的代表。

伊娜娜

伊娜娜（Inanna）是古老的美索不达米亚文明的女神，是美神、爱神、富饶之神、生产之神，同时也是战神，既具有残忍的性格，也拥有果敢的精神。类似的丰腴肥胖的女神并不少见，她们乳房丰满，有的还雕刻有女性生殖器，是生育、母亲的象征，也是人类生殖崇拜的一种体现。在沙盘中，这类沙具既能够体现对母亲的崇拜、是母亲情结的表现，也可以作为女性人格的体现。

印第安人

印第安人（American Indian）是对除因纽特人外的所有美洲土著的统称，并非单指某个民族或某个种族。在沙盘游戏中，印第安人物形象的沙具往往是原始部落的象征，也是个体原始力量的象征。

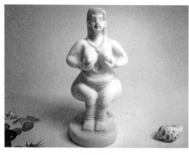

伊娜娜

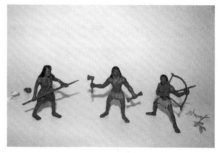

印第安人

长者

长者在众多文化中都是十分重要的人物。作为纵观全局的智者，长者代

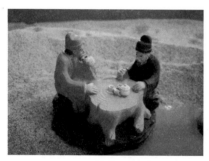

长者

表评价一切的原则。长者经常会在人们需要帮助的时候出现。但他也并非完人，有时显得过于注重使用权力、规则或道德，因而长者也成为固执和僵化的象征。

在中国文化中，长者一般是智慧的象征。在许多传统的故事中，智者往往是鹤发童颜的老人。在影视作品中也是如此，如总是被塑造成长须老者形象的诸葛亮等。

在沙盘游戏中，长者可以是渔翁，也可以是对弈的老人。长者的出现，对于不同年龄的求助者具有不同的含义。对于少年而言，长者可能代表爷爷奶奶，是呵护、关爱的象征；对于青年人而言，长者的出现可能代表其希望获得智者的指导；而对于中年人或老年人而言，长者则可能代表对流逝岁月的怀念以及对未来的忧虑，体现出求助者苍凉的心境。

真理之口

真理之口是一个大理石雕刻，位于意大利罗马希腊圣母堂的门廊中，具有类似人的面孔，有鼻子和眼睛，张着大嘴。相传，若谁对其说谎，真理之口便会咬住他的手。

自由女神像

自由女神像（Statue of Liberty），全名为"自由女神铜像国家纪念碑"，位于美国纽约海港内自由岛的哈德逊河口附近。自由女神像是法国于 1876 年为纪念美国独立战争胜利一百周年而建造的，1886 年 10 月 28 日铜像落成。

　　自由女神身着古希腊风格的服装，头戴光芒四射的冠冕，七道尖芒象征七大洲，右手高举象征着自由的火炬，左手捧着《独立宣言》，她的脚下是打碎的手铐、脚镣和锁链，象征着挣脱暴政的约束和获得自由。自由女神像是美国的象征。

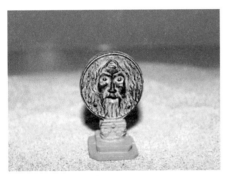

真理之口

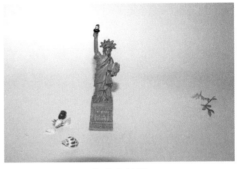

自由女神像

第二部分

人体部位类

　　许多传统文化都视人体为宏观世界的缩影：一切外在事物都可以在人体中找到对应的体现。绝大多数文化都给人体的各个部位赋予了不同的象征意义，这些象征意义已经超越了人体器官的生理功能。在沙盘中，一般很少有直接使用人体某个部位的情况，如果出现了这些人体的部位，则可以结合求助者的描述、联想，以及某些文化中的象征来进行综合理解。

鼻子

鼻子是人类面部最明显的标志之一，也是面部的中心。中国俗语中"指着鼻子"意为指着某人，即鼻子是相应的人的象征。鼻子（嗅觉）还反映一个人的鉴别力和洞察力。在艺术作品中，爱管闲事、爱打听小道消息的人往往长着特殊的鼻子。鼻子的大小有时也可象征人的性欲。通常认为男人最好长着大鼻子，而女人则最好长着小巧的鼻子，小鼻子往往象征着柔美。

肠子

中国结（也叫吉祥扣）是没有开端和结尾的装饰物，象征着佛法的长久永恒。但是也有说法认为，中国结是人的肠子的象征。在中国文化中，"肠"会组成"肝肠"、"心肠"等词语，多数用来表达情绪或心理状态。

肚脐

肚脐除了代表和母亲的连接之外，还常常象征着人体的中心，代表着一切创造的源泉。在古希腊，特尔斐（希腊地名，泛希腊圣地）是圆锥神石或"肚脐石"，这块神石象征着天堂、人间、地狱三者之间的联系。在西非，肚脐象征与生育有关的女祖先，许多处于青春期的女孩子会在肚脐周围画一些标记。

耳朵

古人根据耳朵的形状把它的象征意义与螺旋、贝壳联系起来。贝壳的形状像女人的阴户，因此象征出生，印度教神话中就有很多神明从耳朵里出生。耳朵还与生命的气息相关，古埃及人认为右耳钻入"生命之气"，而左耳则钻入"死亡之气"。许多非洲人还认为耳朵象征性能力，而佛教中则认为耳朵象征智慧。

肝脏

古罗马人认为肝脏掌管人的热情，佛教中则认为肝脏代表莲花。中医普遍认为，肝脏和愤怒的情绪相关。

骷髅

可怕的骷髅是死亡的象征。古希腊和古罗马人会在节日盛宴上展示人体骷髅，以提醒人们生命十分短暂。而牧师和农民与骷髅坐在一起则是为了说明无论贫穷还是富有，人都终有一死。若是美女与骷髅在一起的形象，则往往分别象征生与死。

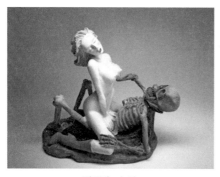

骷髅与人体

此外，骷髅还代表希望的落空，同时象征苦行僧和禁欲者杜绝身体上的享受。在炼金术的象征系统内，骷髅代表"变黑"，即复兴之前死一般的沉寂。

单独的骷髅头与骷髅往往具有相同的意义，即代表着死亡。不过骷髅头和两根交叉白骨的组合形象还具有危险的含义，还是海盗的象征。

脾脏

西方文化中认为，脾脏是感情的摇篮，人的高兴和忧郁都和脾脏有关。中医则普通认为，脾脏和忧思相关。

生殖器

生殖器崇拜可谓是世界上十分普遍的一种现象。在生殖器崇拜中，既有直接将生殖器表现出来的现象，比如对男子生殖器或者女性乳房、阴户的表现，也有转变了形式的生殖崇拜，像各种柱状物、象征性的动物等。

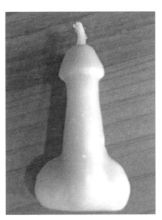

阳具是男子气概、主动性、生殖力和生命力的象征。在很多文化中，它被看作生命之源而受到人们的崇拜。在印度教中，它是湿婆神的代表，经常跟女性的阴户形象同时出现，代表着精神和物质、男性和女性的结合。中国文化中，也有男性生殖器的崇拜，有学者认为，汉字"祖"中的"且"就是男性生殖器的象形。

男性生殖器

阴户通常跟母亲女神相关。马里班巴拉人把阴户称为"可爱的大母亲"，认为它是通往宝藏和知识的门户。同时，阴户也可以象征着女性阴暗、贪婪的一面，象征着爱嫉妒、占有欲强、过分保护孩子、绝不放手孩子的母亲。

子宫除了和生育有关外，还代表着保护及隐秘的力量。一些容器，如锅、水缸，以及自然界的山洞，也都有类似子宫的象征意义。此外，子宫还常常象征母亲女神。

手、脚

在西方传统中，手象征活跃的神力。在印度教和佛教中，手是守护者和

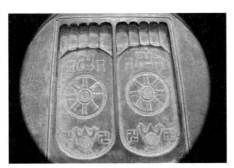

佛祖脚印

宇宙灵魂的碎片。在印度，墙壁、门或其他物体上的手印象征保护。在基督教中，手代表上帝的祝福或干预。教堂祛病和授圣职仪式上一般使用"抚头顶祝福礼"。中国藏传佛教中，也有类似的摸顶赐福仪式。

脚是身体最接近大地的部分，代表稳定和运动。传统文化中，赤脚常象征谦卑和忧伤。耶稣曾为门徒洗脚，

用以表明他的谦卑。许多佛教寺庙中都供奉有佛祖脚印，象征着释迦牟尼曾到达此地。佛教徒认为佛祖脚印是佛祖留于人间、指引世人大彻大悟并获得启迪的圣物。

在中国文化中，"手"和"脚"合称"手足"，是兄弟关系的象征。

头部

大部分文化都认为头部是知识的所在，是逻辑推理器官。比较发达的头脑能使人类得以摆脱动物性并获得社会能力。王冠等许多权威的象征物都要配戴在头部。在非洲的很多文化中，拉长的头部是好品行、智慧和领导地位的象征，而精致的发型和头饰则是为了凸显这一品质。

毛利人认为，头是神圣不可侵犯的。在很多文化中，把头砍下来是最大的侮辱。在基督教中，圣徒拿着自己被砍下来的头颅，代表着灵魂战胜死亡的意义。

在中国文化中，头是人体的"司令部"，是全身的掌管者，因此"头"又是领导的象征，在家庭中则是父母的象征。

头发

在许多文化中，头发代表生殖力或个人的力量。《旧约全书》中记载，参孙在头发被剪掉后便失去了力量。锡克教卡尔萨部落的人大都留着长发，他们认为这象征着上帝的爱。在中国明朝及明朝以前，有"身体发肤授之于父母，毁之不孝"的说法，并认为剃头等于被阉割，且不能再担任官职。此外，剃度也代表献身和皈依，佛教的和尚和尼姑开始宗教生活的时候，一般都会剪掉头发。对于高卢人和其他凯尔特人，长头发是王权或自由独立的象征。

在有些国家的传统文化中，女人松开的长发代表青春和贞洁，而长辫子或束起来的头发则代表已婚。在基督教的艺术品中，已经被救赎和圣洁化的玛利亚经常被描绘为有一头松开的长发，象征着她的贞洁、爱和谦卑。

牙齿

牙齿用来撕咬食物，所以牙齿象征动物的力量和进攻。在佛教中，佛像的愤怒身相往往具有龇牙咧嘴的恐怖表情。在西方文化中，尖利的牙齿是吸血鬼的标志，而吸血鬼用牙齿咬开人的肌肤也成为一种性的暗示。在中国文化中，牙齿也是年龄的象征。古希腊人认为牙齿象征着繁荣多产。牙齿脱落是人上了年纪的表现，同时也代表着丧失了战斗力和自我保护能力。

眼睛

在很多文化中，眼睛是神的标志。古埃及文化中，"全知之眼"象征权力、保护和康复。一般两只眼睛分别代表月亮和太阳，如果有三只眼则第三只眼代表火焰。在佛教和印度教中，第三只眼也代表智慧，被称为"慧眼"。在基督教中，"上帝之眼"代表的是上帝无所不知、无处不在。自文艺复兴之后，上帝之眼也被描绘成三角形中的一只眼睛，而三角形代表的则是基督教的"三位一体"。

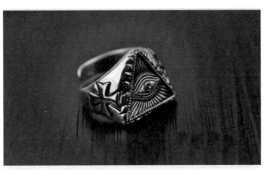

上帝之眼

心脏

一直以来，心脏被人们看作是精神、灵魂和情感的所在。心最基本的象征意义是真挚、爱情和同情，同时也代表所有事物的中心。在西方，自中世纪开始，心脏象征着浪漫的爱情。如果出现被利剑穿透的心形图形，或在心的上方有一个十字架或荆棘做的王冠，则往往是圣人的标志。此外，带有翅膀的心脏或将心画在袒露的胸腔上，则常是耶稣的象征。

嘴

嘴是我们说话、进食、呼吸的通道。嘴通常象征创造力。女性柔软、丰满、鲜艳的红唇与女性生殖器有相似之处，有一定的性诱惑力。丰满的嘴唇是肥沃、多产的象征，许多口红广告便是对这一象征的模仿，以唤起性欲。

第三部分

植 物 类

　　植物的象征意义多与大地、生命循环有关。在许多地方，植物被奉为丰收之神，植物汁液代表肥沃的水域和母性。一些植物被视为神秘祖先，另一些植物则被认为是由神或英雄的鲜血变成的——这类植物也象征死亡或复活。在"天人合一"思想影响下的中国，"嘉禾"（一禾两穗的水稻）被认为是政治清明、天降祥瑞的象征。

　　植物的象征意义对人类的重要性不言而喻，但是在沙盘中，这些植物多数都只具有装饰性的作用，或者仅仅是用来制作树林、草丛等，这种情况下，植物仅具有生命力的象征意义。只有当求助者特别强调了植物的某一种特点时，才可能需要考虑它某种特定的象征意义。

（一）花卉

古希腊人想象中的伊甸园，到处都开满日光兰、水仙花和长春花，因此，鲜花代表着天堂。而在中国，鲜花同样是美的象征，常用来比喻女性。沙盘作品中花的出现可以认为是求助者对女性的褒扬。花可以使沙盘作品中的世界变得绚丽多彩，因此也是装点生活的象征。

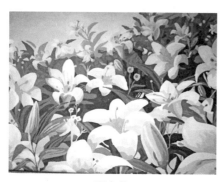

百合花

百合花

在基督教中，百合花代表忏悔，据说百合花是夏娃离开伊甸园时从她的眼泪中生长出来的。另外，百合是玛利亚的圣花，白色的圣母百合象征纯洁和贞节。在炼金术中，百合也代表纯净。而在中国文化中，百合由于与"百年好合"相谐音，所以百合常常用来代表美好的婚姻，是吉祥之物。

花环

花环的象征意义兼具花与圆环两个方面，往往代表好运气、神圣、生育繁衍与初始等。此外，葬礼上使用的花圈则象征生的世界与死之后另外一个世界的联结。

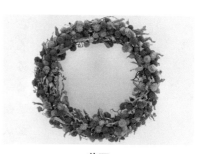

花环

菊花

在中国和日本，菊花是秋天的鲜花，象征着长寿、好运、幸福和财富。菊花辐射状的花瓣使之成为太阳的象征，因而成为日本皇室的标志。在中国，菊花与兰花、梅花、竹子合称为"四君子"，象征着简朴、正直和顽强的美德。在西方，由于菊花生长在秋天，因此代表死亡与衰败。

关于菊花，欧洲还有这样一个传说：耶稣基督乔装成乞丐，受到了一个穷人的款待。第二天早上，这家穷人的门口就放着两朵白色的菊花。德国人习惯在平安夜的时候摆上菊花，迎接耶稣基督的到来。

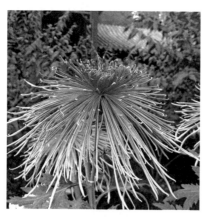

菊花

康乃馨

粉色的康乃馨代表母亲；白色的康乃馨代表纯洁的爱；红色康乃馨也被用作春药，象征爱情与生育，常与婚姻联系在一起。在圣母与圣子像中，康乃馨则象征母爱。

莲花

自公元前 1400 年早期的吠陀时代，莲花便已成为印度教备受尊崇的象征，经常出现在毗湿奴和他的妻子身边。几千年来，佛教徒认为莲花最能代表纯净，印度教教徒则认为它象征神圣的爱。莲

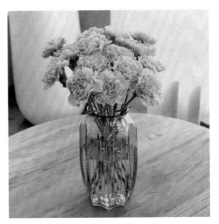

康乃馨

花生于泥沼之中，朝光明处成长，因此成为克服困难、突破逆境的象征，也象征着精神、灵魂和自我的再生。

印度教中有很多神祇，不论男女，大都端坐在莲花上。据说莲花的八片花瓣隐喻着八个方位，即东、南、西、北、东北、西北、东南、西南，各自统治划分成八等份的宇宙，印度教称之为"方位守护者"。莲花在瑜伽中代表脉轮系统，不同花瓣代表不同的能量中枢，在身体中以肉眼看不到的方式周流不息。

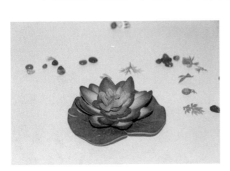

莲花

莲花会随着太阳的起落而开合，古埃及人因此视其为出生与转世的象征。莲花的根扎在淤泥之中，美丽的花朵漂浮在水面之上，由于其"出淤泥而不染"，所以莲花象征着灵魂由无序的状态进入"彻悟"的明净状态。在沙盘游戏疗法中，莲花象征着诞生、再生等。荣格认为莲花的花型是圆的，而且从象征着无意识的淤泥中生出，所以是自性的象征。

玫瑰

据说第一朵玫瑰是花神克罗里斯用一个美丽的森林仙女的身体创造出来的，是希腊爱神阿弗洛狄忒（罗马时代的维纳斯）的圣花。在阿拉伯传说中，第一朵玫瑰是初升的太阳光照在波斯大花园时生长出来的，是丰饶、美丽、纯洁的象征。

不同颜色的玫瑰也有不同的象征意义。在基督教象征体系中，红玫瑰既象征着圣母，又象征着基督洒在十字架上的鲜血。很多文化中，红玫瑰象征

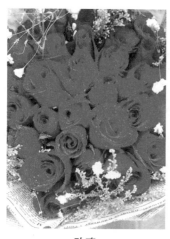

着冲动、欲望和性感之美，玫瑰成为浪漫、情爱的象征符号。白玫瑰象征纯洁、水、崇敬和圣母玛利亚。西方传统建筑以白玫瑰装饰，人们在这些花下说的话以及所有举动，在拉丁语中称为"sub rose"，后来便演变为英语中的"secrecy（秘密）"一词。黄玫瑰的故事多与太阳有关，它象征温暖的友情与欢乐。在西方传统文化中，黄玫瑰也曾象征嫉妒与爱情的终结。在天主教中，黄玫瑰代表教皇。

玫瑰

牡丹

牡丹是中国人比较推崇的一种花。牡丹的花朵大、形态美、色彩艳丽和气味香浓，代表着富贵、荣耀、繁荣和尊严，通常是雍容华贵的象征。

向日葵

向日葵最大的特点是向着太阳生长，由于这种多变性，因而有些文化中，向日葵代表着盲从，或不可靠的人。而在古希腊神话中，向日葵象征太阳神赫利俄斯。在中国文化中，向日葵象征永恒、不灭。

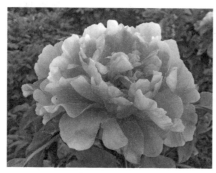

牡丹

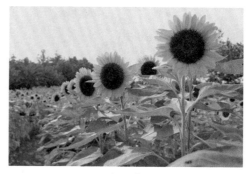

向日葵

罂粟

罂粟在古希腊代表睡眠和死亡，是睡眠之神许普诺斯和摩尔普斯的神花。罂粟也跟德墨忒耳和普西芬尼的神话有关，即普西芬尼被冥王拐走时正在摘罂粟花，因此罂粟代表大自然每年一次的死亡。自第一次世界大战以来，人们开始使用红罂粟花来代表阵亡的战士。在英国，红罂粟花是荣军纪念日的标志，人们在这一天纪念所有为国捐躯的战士。

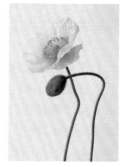

罂粟

郁金香

在古代波斯，郁金香是完美爱情的象征，在诗歌里被描述为天堂的鲜花之一。在奥斯曼帝国时期，郁金香也象征着神性，并成为奥斯曼帝国皇帝的象征。16世纪中叶，郁金香从土耳其被引进到欧洲，杂交成一种独特的、珍贵的花卉。在17世纪30年代，郁金香在荷兰的价格非常高，成为财富和美丽的象征，后来成为荷兰的国花。

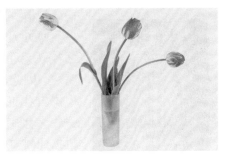

郁金香

紫罗兰

紫罗兰的花朵总是垂向大地，半藏在叶子下面，悄悄地绽放，因此西方人用"打蔫的紫罗兰"来形容害羞的人。在基督教艺术作品中，紫罗兰象征圣母玛利亚的纯洁与圣子耶稣的乖巧。中世纪时期，紫罗兰曾代表不屈不挠的精神，而白色紫罗兰则暗喻勇敢追求的心意。

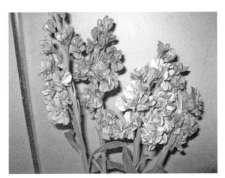

紫罗兰

雅典人认为紫罗兰是雅典城的标志，当初水边仙女赠予建立此城的人一束紫罗兰，以表祝福。在其他一些文化中，人们认为紫罗兰也可以用来驱邪，或者象征忠诚。

（二）树木

树木是人类最常用的富有表现力的象征符号，是生命的体现。树木将宇宙中的天空、大地与水三个基本成分有机组合在一起。同时，树木也被普遍认为是世界之轴。古人认为，树木是超自然的物种，汇集了许多神灵赋予它的创造力，如果能有意识利用它，就会受益无穷。因此，成片的森林成为了神秘莫测的力量转换的象征，也是神灵鬼怪与男巫、女巫栖息的地方。沙盘作品中，通过树木的生长状态还可以探知求助者生命力的状态。

卡尔夫认为，树木自古以来便盘踞在人的脑海里。它的根苗深植于肥沃的土壤中，树干朝天笔直而立，枝桠四处伸展如皇冠。春天时，繁花似锦，秋日则果实累累垂挂。树木的成长周期宛若人生四季，它在许多文化里都被认为是生命的象征。人在树荫下寻求庇护，摘取果实缓解饥渴。因此，树木具体体现了"保护"和"滋养"这两种元素。

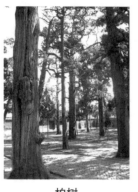
柏树

柏树

西方人认为柏树象征死亡与哀悼，将它与地府之神联系在一起。由于古人认为柏树可以让尸体不腐烂，因此至今墓园中还经常种植柏树。与之对应，中国古代也有用柏木做棺材的习俗。此外，柏树在一些文化中也被作为生殖崇拜的对象，人们认为柏树象征耐力。孔子说："岁寒，然后知松柏之后凋也。"此外，据说中国夏朝在社稷坛种松树，商朝种柏树，而孔子是商朝的后代，所以其坟墓周边种植的是柏树，这一做法也对后世习俗产生了一定的影响。

橄榄树

在古希腊、古罗马以及犹太教和基督教的文化中，橄榄树象征和平、荣誉、永恒。自古以来，西方人便将橄榄枝花环献给运动竞技中的胜利者。在《圣经》中，洪水之后，诺亚方舟上空飞翔的鸽子，嘴里衔着的便是象征和平的橄榄枝。

槐树

在中国的科举时代，常以"槐"指代科考，考试的年头称"槐秋"，举子赴考称"踏槐"，考试的月份称"槐黄"。槐位"三公之位"，象征举仕有望，且"槐"与"魁"相近，因而也有科举夺魁之意。此外，槐树还象征古代迁民对故乡和祖先的寄托，以及吉祥、祥瑞等。

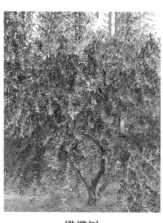
橄榄树

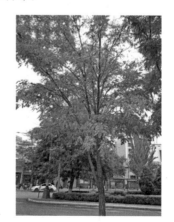
槐树

金合欢树

在犹太教和基督教中，金合欢树象征永垂不朽。同时，作为金合欢树的一种，塞伊尔相思树是制造诺亚方舟的木材。在其他地区，金合欢树红白相间的花朵分别象征生与死。

李树

在日本文化中，李花象征欢乐与好运。李树还代表春天、勇气，以及人类不畏艰险的美德。在中国，有"桃李芬芳"的说法，李树既是春天的象征，也代表老师所教授的学生很有成就。

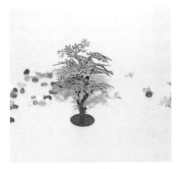

金合欢树

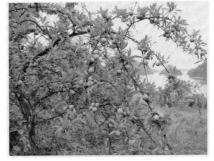

李树

柳树

在西方文化中，枝条低垂的柳树象征着哀悼，同时也是不祥之物。这与中国文化有相似之处，中国部分地区的坟墓周边通常会栽植柳树。此外，在中国古代，柳树也被认为是天地精灵之气聚集而产生的一种珍奇的树。柳树刚柔相济，不随便作无意义的牺牲，以保持生命的旺盛与价值。柳树生命力顽强，所谓"无心插柳柳成荫"，正是其生命力的象征。

榕树

在印度，榕树被称为菩提树，其树枝上生有须根，可垂入土中并成长为树干，覆盖面积很大，因此榕树象征着永生。菲律宾文化认为，淘气的精灵和恶魔大多住在榕树上的房屋中。榕树也是印度尼西亚国徽的组成图案之一，象征坚实刚劲。

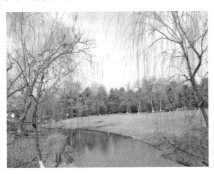

柳树

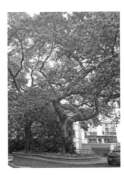

榕树

桑树

在中国，有些地区的人们认为桑树是生命之树，并认为其可以辟邪。桑树还象征孝心、勤奋。后来，由于蚕以桑叶为食产生蚕丝，蚕丝的价格非常昂贵，因而桑树也曾经是财富的象征。在中国南方，桑树种植比较广泛，因而桑树也成为家乡的象征。

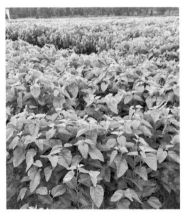
桑树

圣诞树

装饰圣诞树的习俗起源于16世纪的德国，那时的人们用苹果和彩纸装饰杉树（也是一种常青树）。后来，这种习俗成为了基督教的一种常见仪式。圣诞树象征着生命力，代表着光明的重生。求助者在沙盘中使用圣诞树，可能是表达节日的意义，也有可能是为了纪念难忘的日子。

松树

松树象征着阳刚和力量。因为它终年常绿，因此也代表永恒。它也是古罗马酒神巴克斯的标志。美洲印第安土著人认为白松代表和平。同时，因其对重重霜雪的承受，松树也就具有了承受力和忍耐力的象征。

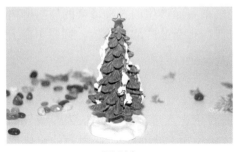
圣诞树

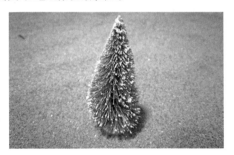
松树

银杏树

卡尔文称银杏树为"活化石"。中国人称银杏为白果，认为银杏有延年益寿的功效，并将其制作成中药。银杏还象征爱与希望。日本武士则把银杏作为忠诚的标志。

月桂树

北非人认为月桂树可以驱邪。在古希腊神话中，月桂树象征胜利、和平、净化和预言。月桂树也象征太阳神阿波罗，代表永恒。

在中国文化中，相传月亮上广寒宫前的月桂树生长繁茂，有五百多丈高。吴刚被惩罚去砍伐它，但是每次砍下去之后，被砍的地方又立即合拢了。几千年来，就这样随砍随合，这棵月桂树永远也不能被砍光。从这个角度来说，月桂树在中国是月亮的象征。

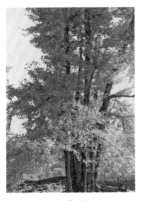
银杏树

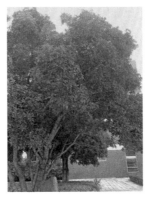
月桂树

棕榈树

在阿拉伯和古埃及文化中，认为棕榈树羽状的树叶好似太阳的光芒，因而棕榈树象征着繁荣和胜利。古希腊人与古罗马人习惯将棕榈树叶送给凯旋的战士和获胜的竞技者。在基督教中，棕榈树是战胜死亡的象征。

（三）瓜果和蔬菜等

橙子

橙子的花和果实同时出现，因此橙子往往代表童贞和多产，而橙花也成为西方部分地区婚礼上重要的吉祥物。此外，欧洲的巫婆们则认为橙子代表心脏。

大蒜

古埃及的草纸书上有200多种蒜头处方，可用于治疗头痛、身体衰弱和感染。古埃及工匠的饮食中就包含大蒜，用以保持身体强壮。在古希腊和罗马，蒜头是力量的象征，运动员认为咀嚼大蒜能提高获胜的机会。在许多社会文化中，人们认为蒜头可以提供自然和超自然的保护，有些欧洲人至今都相信大蒜能够保护人不被吸血鬼伤害。

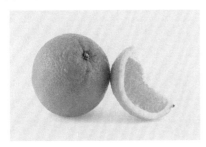
橙子

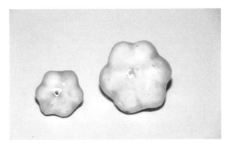
大蒜

梨

梨，形状肿胀且富有肉感，因此成为爱与母性的象征。古希腊人认为是女神雅典娜第一个在神山上种下梨树。基督教认为梨代表耶稣基督对子民的厚爱。

荔枝

荔枝是盛产于中国南方的一种水果。中国人认为把荔枝放在床底下可以让新婚夫妇多子多孙。由于荔枝的"荔"字与"利"谐音，因此也是吉利、财富的象征。

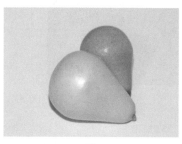

梨

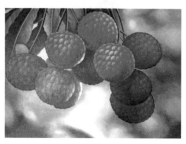

荔枝

芒果

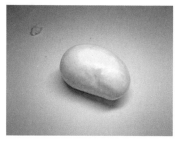

芒果

在印度，人们认为芒果是神圣的水果，代表多产和财富。

柠檬

柠檬皮黄、芳香，果肉多汁，酸中带苦，因此柠檬往往象征脾气古怪、令人失望的人。此外，在希伯来文化中，柠檬代表心脏。

苹果

苹果是智慧的果实，正如伊甸园里的苹果一般，它既可以代表好的智慧也可以代表坏的智慧。在有些国家的文化中，苹果还是寓意长生不老的果实。凯尔特人把苹果树视为"另外世界的树"，是"通往仙界的门口"。在中国，苹果象征女性的美丽与平和。而在古希腊文化中金苹果则是不和谐的象征，对于金苹果的争夺成为了特洛伊之战的导火索。

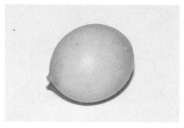

柠檬

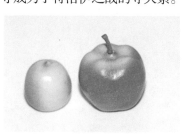

苹果

葡萄

葡萄和葡萄树经常出现在罗马的艺术作品中，代表财富和快乐，象征酒神巴克科斯、色欲、生育力和激情释放。对于以色列人来说，来自上帝许诺之地的葡萄代表新生活的希望。在基督教文化中，葡萄酒则代表基督耶稣的血液。

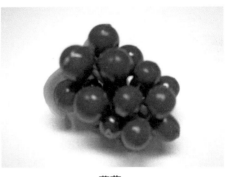

葡萄

石榴

在古希腊神话故事中，石榴象征宙斯的女儿珀耳塞福涅和春天里的生命复苏。此外，石榴因其数不清的籽而代表生育及各种创造力。在基督教的象征体系中，石榴代表上帝无边的爱。

松果

松果的形状像火苗，而且它们一个一个矗立在松枝上，因而古希腊人认为那是男性的象征。但是，古罗马人认为松果象征纯洁的女神维纳斯。

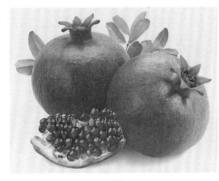

石榴

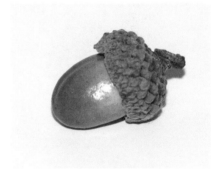

松果

桃子

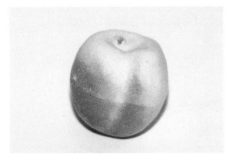

桃子

在中国文化中，桃树是神圣的生命之树，且人们认为桃子能够使人长寿，王母娘娘的蟠桃更是可以让人长生不老。所以，在中国，桃子最为普遍的象征意义是长寿。道教又将桃花视为女性的生殖器和童贞。在早期欧洲，桃子曾被称为"维纳斯之果"，是罗马婚姻之神的圣果。在基督教象征体系中，圣婴基督手中的桃子象征救赎。

无花果

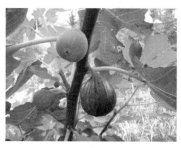

无花果

无花果的果树和它多籽的果实是富足和多产的象征，常代表女性。据说罗马帕拉丁神庙的无花果树下，就是母狼为罗慕路斯和雷穆斯哺乳的地方。罗马人根据无花果颜色的深浅来判断是否吉利。在《创世纪》中，当亚当和夏娃对自己的裸体产生羞耻感之后，他们就是用无花果的叶子来遮羞的，因此也有人认为，亚当和夏娃吃下的禁果可能是无花果而非苹果。

西红柿

西红柿刚引入欧洲时被称为"爱之苹果"，并认为具有壮阳、催情的功效。由于西红柿的果肉通常呈红色，且多籽，所以基督教将其与魔鬼联系起来。

香蕉

在佛教中，香蕉象征物质和精神结构的暂时性和弱点。在印度教中，香蕉象征多产和繁荣，因此印度举办婚礼时房子前面有时会放上香蕉。

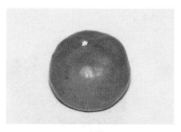

西红柿

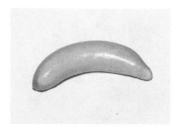

香蕉

杏

在中国，杏与女人的美丽和性欲有关。"出墙红杏"代表有外遇的已婚女性，而美女的眼睛也会被比作杏核。杏有时也被比喻为女性的生殖器。

樱桃

在中国，樱桃常常用来形容女人的嘴唇，"吃樱桃"有交欢的象征。在西方有些地区的文化中，樱桃还是处女的象征，"失去樱桃"意指"失去童贞"。

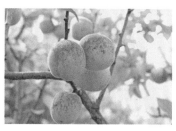

杏

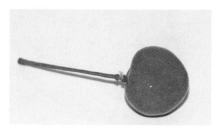

樱桃

草

　　沙盘作品中很少出现单株小草，而更多表现为草地、草原，从而表现出求助者的勃勃生机。倘若沙漠中出现一片草地，则往往是希望、新生的象征。

蘑菇

　　中国人认为蘑菇是幸福与再生的象征，道家把灵芝视为吉祥长寿的象征。在西方民间传说中，毒蘑菇因其漂亮的外表而被当作精灵与小仙子的家。此外，由于蘑菇的形状很像阴茎，所以蘑菇也具有生育繁衍和性能力的象征。

草

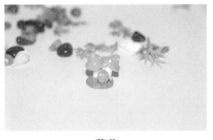
蘑菇

竹子

　　竹子具有虚心、正直和气节的象征意义。在中国，还有"竹报平安"、"猴子爬竹竿节节高"等说法，因此，竹子也是向上、平安、幸福的象征。

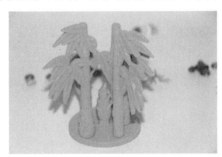
竹子

第四部分

动　物　类

　　古埃及人相信，有些动物是神灵的化身，具有可以化腐朽为神奇的力量，而这种力量是人类精神生活中不可或缺的。曾流行于世界各地的萨满教传统文化中也有类似于古埃及人的观念，而且这种观念在今天北美洲的土著人中，以及西伯利亚、北极的居民中依然存在。他们认为，动物是智慧与力量的源头。之所以这样说，不是因为动物比人类更强、更有力，而是因为动物比人类更接近神秘的大自然，它们是人类解析大自然奥秘的引领者。萨满教认为，那些能懂得动物的语言并能与之沟通的人，以及那些身穿动物皮毛的人，是回归极乐世界的象征。在中国也有类似的传说，据说孔子的学生公冶长就能够听懂鸟的语言，并因此具备非凡的能力。猎人海力布的故事，也同样是讲述了一个能听懂动物语言的人的经历。

　　在沙盘游戏疗法中，考察作品中动物的象征意义，可以从制作者无意识人格内涵的角度进行探索。沙盘中出现的动物，既可能是求助者本身所崇尚品质的具体化，也可能是自身恐惧等心理状态的象征。

（一）陆生哺乳动物

豹子

古罗马人把豹子看作是酒神巴克斯的化身，在有关巴克斯的丰收庆典上，都会有美洲豹的造型。在古埃及，豹子是冥神欧西里斯的标志。在哥伦布时期的中、南美洲文明中，美洲豹是丛林之王，据说它们给人类带来了火种，

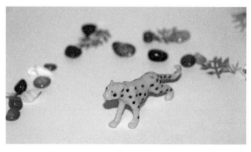

豹子

并教授给人类打猎技术。玛雅人把它看作深谙人间秘闻的动物，认为可以通过凝视豹子的眼睛而看到未来。今天，很多亚马逊部落仍然把美洲豹奉为灵魂的守护者，把它跟生育、水和雨联系起来。

豹子是兽中的强者，以机敏、速度见长，是勇气和战斗力的象征。豹子在猎食时，常利用自身的花纹进行隐蔽，而在捕食之前，其行走体态又显得十分妩媚，所以豹子也是虚伪、狡诈、淫欲的象征。在沙盘中，豹子多数作为人的动物性、阴影的象征出现。

蝙蝠

蝙蝠在很多文化中都是黑暗势力的象征，在西方国家，提到蝙蝠，人们总是会联想到吸血鬼、魔鬼或巫师。这种既像鸟又像老鼠的动物，象征奸诈、狡猾。在佛教文化里，蝙蝠代表无知和精神涣散。而美洲印第安人却相信蝙蝠可以带来雨水。

在中国传统文化中，蝙蝠往往是吉祥的象征。由于汉语中蝙蝠的"蝠"字与"福"谐音，因此汉族人喜欢用抽象的蝙蝠符号来代表幸福。汉族文化中有很多类似的象征，比如用三只羊代表"三阳开泰"，用猫和蝴蝶的组合代表"耄耋"、长寿，用大公鸡代表"大吉"，等等。这些谐音类的象征可以从文化

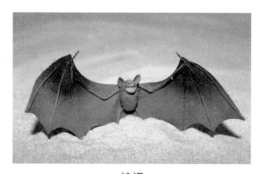

蝙蝠

层面的意义考虑，但是在沙盘中更多的还是要结合沙盘的整体特征，求助者的讲述以及沙具给人的感觉（自然性的象征）来综合考虑。比如在沙盘中摆放黑色的蝙蝠，显然和幸福的关系不密切，而往往是阴暗、恐惧的象征，是无意识情结的象征，因此不能单纯从文字的角度去考虑。

总体而言，文字性的象征多数是意识层面的，虽然也有一定的意义，但是不如自然性的象征更能有效地反映求助者的心理。其他的大部分沙具也应在这一认识的前提下去考虑。

豺狼

印度人认为豺狼象征破坏与邪恶。然而在古埃及，豺狼被尊为地狱和死亡之神阿努比斯的象征。在基督教中，豺狼象征悲哀。中国文化中，豺狼是不遵守道德的象征。

大象

大象是印度和非洲的重要象征，代表力量、长寿、智慧和好运。大象是许多统治者的坐骑，因此也代表权利和威严。

大象拥有相当高的智力，它会协助在丛林里工作的人类。大象在印度文化中是很神圣的，因为根据传说，他是佛陀的创造者。所以，大象除了代表智慧外，也体现了如佛陀般救赎者、先知的象征。大象还是力量与智慧的象征，在印度和西藏神话中，大象支撑世界，象征永远不变的稳定。在佛教中，白象是非常神圣的，据说佛陀转世进入其母亲子宫时，就是以白象为化身。白象在佛教中通常是耐性、聪慧与超常的记忆力的象征，普贤菩萨的坐骑就是长着六颗牙齿的白象。

沙盘游戏中，大象表现出的是哲人般的智慧、深思熟虑和宽厚，是动物中的"智慧老人"。

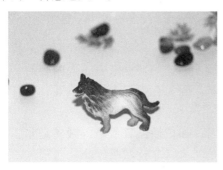

豺狼

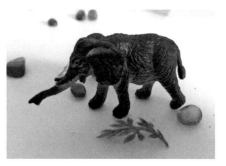

大象

袋鼠

袋鼠是澳大利亚的象征之一。袋鼠天生只能向前跳跃，因此澳大利亚国徽上有袋鼠的形象，象征国家不断前进。袋鼠行动敏捷、迅速，即使数月不喝水，依然健步如飞，人们常将它与活力、耐力相联系。在萨满教中，袋鼠象征家庭的纽带。澳洲土著则认为，袋鼠是他们的祖先，因此常用袋鼠作为图腾。

狗

自古以来，狗一直被视为人类的亲密伙伴，象征着忠诚、守护及狩猎。

中国古人认为，狗还有预兆吉凶灾异及消灾的作用。不过，伊斯兰教中往往认为狗是不干净的动物。汉族文化中也有"走狗"等与狗相关的蔑称，用来形容坏人的帮凶。

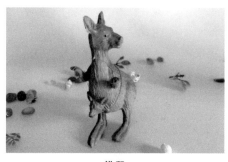

袋鼠

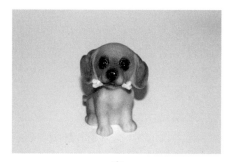

狗

河马

古埃及神话中的生产女神塔瓦瑞特就长着河马的头，她是由男人害怕的几种东西组合而成的。由于母河马会保护自己的幼崽，因此，塔瓦瑞特被奉为女性分娩的保护神。

猴子

印度史诗《罗摩衍那》中的神猴哈奴曼，是风神和母猴所生之子。他聪明非凡，力能排山倒海，又善于腾云驾雾，变幻形象。曾经多次救助罗摩王子，是智慧和力量的化身。中国家喻户晓的神猴孙悟空也具有与哈奴曼相似的特点。所以，猴子通常是聪明、进化的象征。

除了机灵、聪明之外，猴子还十分不易驯服。多动、爱玩和调皮是其另一种象征，"心猿意马"一词就是借助猴子的这一缺点来表达人内心的不安定。在基督教传统中，猴子为人们所厌恶，因为它引起人们的猜疑，具有邪恶、贪婪、盲目崇拜和邪教异端的含义。

有时，猴子又象征了人类的一些恶习，如传播流言蜚语、搬弄是非、对别人幸灾乐祸等。所以中国文化中"非礼勿言，非礼勿听，非礼勿视"的意象便是使用了猴子的形象。

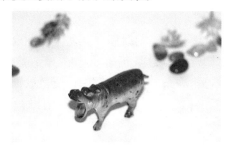

河马

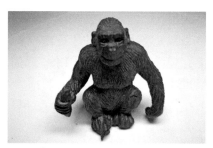

猴子

狐狸

在东方文化中，狐狸是经常出现的形象。中国文化中普遍认为，狐狸善于变化，狡猾奸诈，经常变化成美女的形象来引诱男子。日本文化却认为狐狸是长寿的象征，而且是谷神稻荷的使者。狐狸在西方文化中亦往往是虚伪、奸诈或智慧的象征。

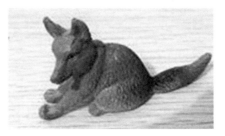

狐狸

浣熊

浣熊是美洲印第安神话传说中经常出现的一种动物，它虽然憨态可掬，却是一肚子鬼点子。因此它是淘气、调皮、机灵、适应性强的象征。

狼

在多数文化中，狼都是凶狠、狡诈的象征。在基督教的传说中，狼象征残忍，时常诱骗那些脱离了牧羊人保护的羔羊。羔羊代表的是虔诚的信徒，而狼则代表残害和诱惑。童话《小红帽》中的狼就是强取豪夺的男性象征，也有人说是性引诱的男性象征。在中国文化中，狼象征着残忍、贪婪、掠夺，人们称残忍的人为具有"狼心"。狼捕食时常常是群体作战，并且会使用作战技术，蒲松龄小说《狼》就刻画了狼狡猾、凶狠的特点。

然而，印第安人则认为狼是有灵性的动物，古罗马人更是将狼作为他们城市的标志。一些草原民族也会把狼作为图腾进行崇拜。

沙盘作品中出现狼，可能象征求助者心中的恐惧，尤其是对那些攻击性、破坏性的兽性能量的恐惧。女性求助者作品中出现的狼，可能还象征着对男性的恐惧。母狼则往往是母性强烈爱子情结的代表。

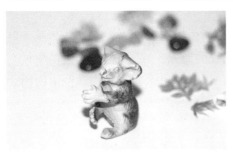

浣熊

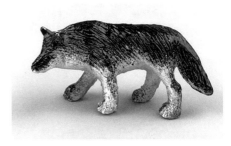

狼

老虎

西方文化中通常把狮子当作百兽之王，而中国人则往往由于老虎头上有类似"王"的花纹而认为老虎是百兽之王。人们也将虎视为凶猛、残暴的动物，民间有不少打虎的传说，如武松打虎的故事等。在这些故事中，虎是邪恶势

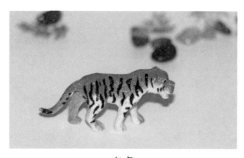

老虎

力的象征。但是老虎本身又有着巨大的能量，充满活力，可作为勇敢、威严和权势的象征。虎和狮还都有阳性的象征，是人们用来避免灾难的守护神。虎也是兽中的孤独者，"一山不容二虎"便是老虎独自行动的写照。可见虎通常是独居动物，且不喜欢保护弱者。

老虎的拉丁文"tigris"，具有女性特质的寓意，它代表女性的阴影部分。

老鼠

老鼠是一种啮齿类动物，体形有大有小，数量繁多并且繁殖速度很快。老鼠的生命力很强，食物种类广，且能够适应多种生存环境。老鼠在不同的文化中有多种象征意义。第一种象征意义是灵性，包括它的机灵和通灵两个方面。民间还认为鼠性通灵，能预知吉凶灾祸。中国有些地区的人们认为，老鼠直立起来的时候是能掐会算的，但是一旦放下前爪，它就忘记了。第二种象征意义，鼠的繁殖力强，成活率高，也是生命力强的象征。第三种象征意义，多数文化中都将老鼠视为不好的动

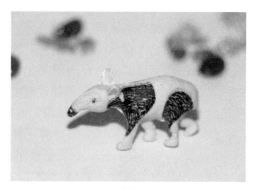

老鼠

物，比如基督教认为老鼠是生命的破坏者，因为它啃噬了生命之树。犹太教中则认为老鼠代表伪善。

在沙盘中，老鼠多数是阴暗的、胆怯的象征，但是倘若求助者强调老鼠从洞里爬出来，或者从阴暗的地方进入阳光的地方，则有可能是超越的象征。其他类似的情况，如鳄鱼爬出水面、蛇钻出洞、鱼跃龙门等，这些由阴暗、低级状态进入光明、高级状态的情况，多数都是超越的象征。

鹿

在中国古代，鹿被视为仁兽，是国家祥瑞的象征。在中国封建神学政治中，白鹿是帝王或圣人出现的征兆，陕西作家陈忠实所著《白鹿原》一书中白鹿的形象，就是对这一意象的表达。除了具有祥瑞之气外，由于"鹿"与"禄"谐音，因此还象征着富裕，"禄鹤同春"、"福禄长寿"、"加官受禄"等都是以鹿为代表的传统吉祥图案。鹿寿千岁的吉祥观念被深深地熔铸在传统民间信仰之中，所以鹿还是长寿的象征。此外，鹿还是纯洁、温柔、灵性、

善良的象征，且常与再生、光明、创造力等相联系。因为鹿有很强的奔跑能力，所以许多文化中人们以鹿为神。牡鹿——长着角的公鹿——给人以威严和力量之感，在萨满教中，牡鹿代表智慧。但是，在自然界中，鹿具有软弱的特点，因此在沙盘作品中求助者往往将鹿视作女性温顺、机警、敏感的象征。

骆驼

阿拉伯人称颂骆驼为"沙漠之舟"。骆驼肩负着运载人及货物横跨沙漠的使命。所以骆驼是负重、耐力及引领者的象征。

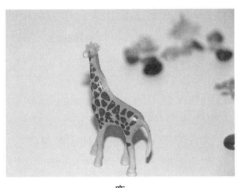

鹿

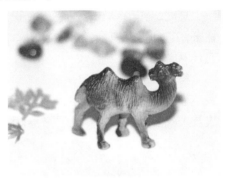

骆驼

马

马是个性很强的动物。马的外表往往显得温顺、安静，但许多马内心深处强烈的竞争意识却是其他动物所不及的。在战争中，许多马并非是在枪林弹雨中倒下，而是由于剧烈地奔跑而累死战场。马英俊、奔放、充满活力、具有超强的感知力，有自我牺牲精神，是勇敢、胜利、征服的象征。此外，马是野性动物本能的象征。马力量较大，精力旺盛但有时鲁莽冲动，因此常常是男性性欲的象征。

马还象征着本能与直觉。在童话故事中，时常会有马儿带领迷途的王子返家。有些马还被视为具有千里眼与顺风耳，这样的能力使它能够引领迷路的灵魂，因此也被视为亡灵的指引者。由于马背上时常载着骑士，所以它们亦具有母性中承受与照顾的一面。

深色的马匹和希腊神话中的海神波塞冬有关。在神话中，波塞冬驾驭着黑马，以他的三叉戟翻搅大海。佩格索斯则是希腊神话中的飞马，它的马蹄踏出了西普克林泉水（据说弱势诗人饮了此水，其灵感将会源源不绝，

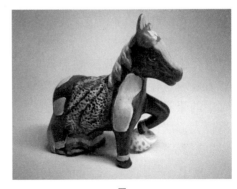

马

且变得才华出众）。因此，通常认为马具有将无意识之水带入光明的能力。

有些文化中认为白马就像是来自天上的马，和上帝很接近。白马的象征和光明及太阳有关，在希腊神话里，太阳神西里阿斯所乘驾的马车便是由白马拉着。在《西游记》中，唐三藏也是骑白马前往西天取经，他回到中国后，人们还盖了一座寺庙供奉这匹白马。此外，在基督教中也有关于白马的传说。在《圣经启示录》经文中说道，基督再临的时候，将骑着白马，和来自地下黑暗世界的两大邪兽战斗。

总之，作为动物，马将无意识的兽性特质具象地表现出来；作为负重的牲畜，它和母性有所关联；同时，因为它极易受惊，所以可与本能连结在一起且不受意识的控制。

猫

猫多在夜晚独自活动，通常代表神秘、野性又温柔的女性。公元前2000年，埃及人就已经把猫驯养成了家畜，而且还把猫视为月神贝斯特（猫头女神）。

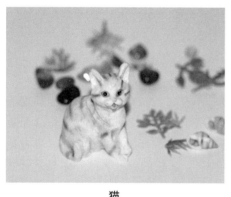

猫

在西方传统文化中，猫代表魔鬼撒旦、淫欲与黑暗，它最为人们熟知的象征就是女巫。在中国，有些人认为陌生的猫闯入家门是要贫穷的征兆。还有些地方的人们认为，如果猫跳进棺材，就会出现"诈尸"的情况。另外一些地区还有"猫死挂树头，狗死河中流"的习俗，这都与猫的神秘性相关。

通常情况下，猫最主要的象征意义是女性的漂亮、可爱、乖巧，妩媚之中隐藏着一份野性，给人以感官之美。

牛

世界上有许多崇拜牛或以牛为图腾的国家和民族。如古埃及人、波斯人视公牛为人类的祖先。中国汉族，从古至今崇奉炎帝与黄帝为先祖，而据《山海经》记载，炎帝是牛首人身。这说明了炎帝所在部落对牛的崇拜。牛在十二生肖中体积较大，所以人们在生活中常以"牛"寓意多或大。在道教和佛教文化中，牛用来代表"自我"。道教圣人老子的形象多为骑在青

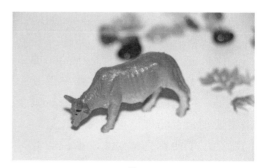

牛

牛背上到处传道，其象征意义是教导人们如何抑制自我，顺应自然。此外，在中国，大多数人认为牛的脾气倔强，且具有献身精神。

在现代社会里，公牛无疑是男性、力量与生殖力的象征。在古波斯和古罗马，人们认为公牛的血象征男性最基本的生殖元素，可以使象征女性的大地恢复勃勃生机。如果在沙盘游戏疗法中，出现牧童骑在牛身上，或者老子骑在牛身上的形象，则有可能说明求助者的意识已经能够与无意识和谐共处。

狮子

荣格学派认为狮子集巨大能量与恬静自控于一身。狮子是权威的代名词，它可以攻击、摧毁对手。作为王者，狮子在具有权威性的同时，性格中又有保护弱者、朋友的领导者风范，因此狮子又具有保护神的形象。狮子聪明且胸怀宽广，是天生的领导者，也兼有威严与慈爱的父亲形象。卡尔夫认为，狮子因为拥有金黄色的毛皮，因此常被用在和太阳有关的比喻中。狮子的活力还是觉醒的能力的象征。在佛教文化中，狮子更具有

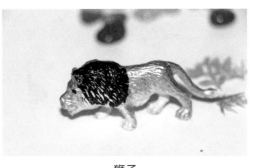

狮子

特殊的意义,是辟邪护法和智慧的象征。佛教中，把佛陀讲法称为"狮子吼"，佛陀的宝座称为"狮子座"， 文殊菩萨的坐骑也是狮子。

以前中国并没有野生狮子。东汉时，西域安息国王向中国献上了第一头狮子。从此，狮子便出现在中国的土地上。由于其形象给人以威猛、勇武、强大等印象，因此人们赋予狮子许多象征意义，并将其视为避邪趋吉的"瑞兽"。在中国的传统建筑中，经常会有狮子形象的出现。狮子形象最早出现在陵墓神道上，起的是避邪、守护的作用。明代以后，许多宫殿、府第、衙门，甚至富贵人家的住宅前，都设有石狮子守门，取威镇四方、群兽慑服之意，以象征封建贵族的尊荣与权势。在这些建筑装饰中，狮子的造型不同，其象征意义也有所不同。如雄狮蹄下踏球象征着寰宇的统一，是统治者权力的象征；雌狮抚小狮象征着子嗣的昌盛繁衍。在民间，狮子作为一种勇武、强大和吉祥的化身，常用于装饰桥梁，如著名的卢沟桥石狮子就是其代表之一。

松鼠

在中世纪，红松鼠因其警觉的性格以及皮毛的颜色，被当作恶魔的象征。在爱尔兰，松鼠被看作神主女王美伊芙的象征。

兔子

兔子是一种非常温驯的动物。兔子人见人爱，人们看到它，便会情不自

禁地想要去抚摸它。兔子的听觉非常灵敏，它长长的耳朵能够侦测来自四面八方的声音。它飞奔的速度更是令许多动物望尘莫及。

在中国，兔子具有十分美好的象征。据传说，月亮上就有一只玉兔与嫦娥相伴。兔子是机智、谨慎、德行的象征。此外，兔子繁殖能力强，所以也和生命力有关。不过，兔子有时也会显得过于拘谨、忧郁等。兔子是比较讨人喜爱的动物，还可象征爱情、生育繁衍与女性的月经周期。在有些传统中，野兔被认为具有一定法力，可以破解女巫和妖魔的法术。

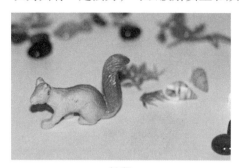

松鼠　　　　　　　　　　　　　　兔子

熊

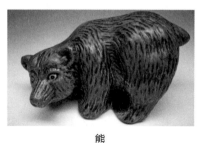

熊

在古希腊神话中，母熊代表女猎神阿尔忒弥斯。在很多萨满教的传说中，熊代表巫术、祛病和魔法知识。在北欧，熊是兽中之王，象征武士，可怕的"狂暴战士"只穿熊皮。在基督教中，熊凶残恶毒，象征纵欲的魔鬼。北美原住民深信"大米团"存在于熊的灵魂之中。

羊

羊是人类生活中十分重要的一种动物，也具有广泛的象征意义。

山羊的形象在西方传统文化中最初代表魔鬼撒旦和巫术，但是在非基督教文化的地域，山羊还有一些积极的象征意象。在古希腊神话中，母山羊阿玛尔特亚用自己的奶水哺育了幼小的宙斯，因而山羊象征生育繁衍。在印度教中，山羊象征着优越、高傲与高度。

绵羊与山羊、公羊的象征意义

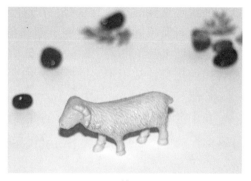

羊

大多相反，常常代表着愚昧与盲目。或者以学生的身份出现，需要经常聆听上帝与其精神领袖的教诲，放弃自己独立的自然生存方式，以换取精神上的彻悟。

基督教认为羔羊容易迷失，必须依靠信仰的力量感化，才能使迷途的羔羊找到方向，所以耶稣自称为牧羊人。献祭的羔羊象征耶稣，其身旁还有一面旗帜，象征耶稣死后复活的胜利。卧坐在十字架上的羔羊象征基督徒在最后审判日这天坚守信仰，获得了最终的胜利。

在中华文化的发展进程中，羊与人相伴，已经走过了漫长的岁月。远古时期，羊曾是人们狩猎的对象。后来，人们发现羊性情温顺善良，不犯众物，繁殖能力较强，因此便将其驯养，人与羊的关系也由此更加密切。羊的肉、乳、皮、毛是先民们重要的衣食之源，而在与羊的长期相处中，人们出于对羊的重视和喜爱，赋予羊许多美好的象征意义，如"美"、"善"、"祥"、"羲"等字都以"羊"字为其组成部分，表明在古人心目中羊的确是美好、善良、吉祥的象征，并且是知礼义的动物。

猪

在现代社会中，虽然猪与人们的生活密切相关，但是人们对猪的印象却往往不佳。猪通常是愚笨、懒惰、贪吃、好色、肮脏的代表。基督教中，贪吃是猪的七大罪孽之一，认为猪是淫荡与贪食的象征。《圣经》中将不纯洁的人描绘为"向前冲的猪"，以此象征男人和女人不满足于人类自然属性的低层次需求。佛教文化把猪看作是无知与贪欲的象征，《西游记》中的猪八戒，就是这些具有贬低意义的象征者之一。

然而，在上古时期，猪在人类文化中尚较少含有贬义，相反，猪是衡量勇敢的标准之一。在汉字文化中，"家"字的含意是在房屋内养猪；而人的素质也可通过猪来衡量，如"勇敢"的"敢"字，有徒手捉猪以示勇敢之意，而不能捉猪便被视为怯懦。家猪温顺老实，通过人类的长期驯养而逐渐丧失了野性；野猪则性情凶暴，善于搏击，正是基于这一特点，猪也具有了"勇往直前"

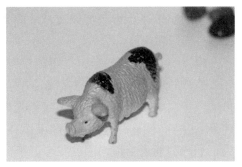

猪

的象征意义。此外，猪有时还象征厚道、忠诚、谨慎、诚实、宽容。

大母猪和小猪仔在一起，大母猪是母性的象征，不仅象征着繁育，还象征着母亲的关怀。北美土著人将大母猪供奉为雨神，认为它能使大地丰饶，并造福于子孙后代。

因为生活在森林中的野猪难免使人感到几分神秘，因此凯尔特人认为野猪代表勇气、力量、法术，并具有预言力量。在西欧文化传统中，野猪头代表健康并能使人躲过灾难，所以节日宴会上用野猪头做菜，还被用来做勇士头上的装饰。

（二）鸟类

"飞行"一直是人类的梦想，而鸟类就具备这样的能力，因此，鸟类象征挣脱束缚自由飞翔，也象征人类的灵魂经过修炼或通过死亡通往神灵所在之处。鸟飞行于天地之间，自然地被视为神灵的信使，能够传递好的或者坏的消息，所谓"喜鹊报喜，乌鸦报丧"就表明了鸟类的预示象征。鸟类的外形与男性性器官相像，因而鸟还有性的象征。不过，不同种类的鸟的象征意义也存在着差异。

雕

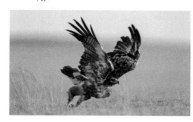

雕

美洲印第安人把雕看作圣界的使者，它能够把人们的祷告传给造物主，然后带回礼物与卓越见识。许多部落文化中认为它是勇气、见识、力量和坚韧的象征。雕须在荒野中独自锻炼才能展翅翱翔，因此也象征个人独行时对命运的坦然面对。

鸽子

鸽子通常是和平的象征。在《圣经》"诺亚方舟"的故事中，正是鸽子衔来橄榄叶，预示着洪水消退，世界恢复和平。在基督教（尤其是基督教堂）中出现的鸽子还代表圣灵以及神圣的爱。鸽子还具有传信的作用，因此它也代表着沟通和交流。

鸡

公鸡的最显著的象征意义就是守信、准时。公鸡报晓，意味着天将明亮，再进一步引申，就象征着由黑暗到光明的解放，比如说毛泽东诗词"一唱雄鸡天下白"，就具有这样一种象征意义。鸡的第二个象征意义是平凡和柔弱。鸡很平凡，整天奔忙，四处找食。鸡的这种平凡的特性也被用来比喻人的类似命运，例如中国俗语中的"鸡扒命"，意思便是指人奔波忙碌，如同鸡东扒西啄寻找食物一般，到头来只是聊得温饱而已，无法享受到富贵荣华的生活。与柔弱、平凡相比，公鸡有勇敢、善斗的象征意义。此外，鸡还有辟邪、去灾、神明的象征意义，在葬礼上，公鸡经常被用来驱邪。

沙盘作品中的鸡，往往是为了塑造家园的氛围而放置的，因此具有家的含义。但也会有求助者将鸡作为飞鸟来放置并使用。

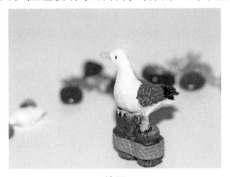
鸽子

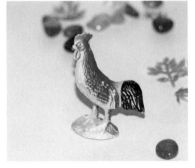
鸡

海鸥

海鸥搏击风浪，是勇敢和力量的象征。对于海员来说，看到海鸥就意味着安全抵达岸边，因此也是平安的象征。

鹤

自古以来，鹤一直是中国人十分喜爱的一种鸟类，人们视它为长生不老的仙禽。而且，在中国传统文化中，认为鹤为"一品"，仅次于凤凰，是高官权贵的象征。中国民俗中，鹤通常具有长寿永生、羽化升仙、平安祥和等寓意。常以鹤、松组成"松鹤延年"的图案，用于祝寿装饰；以"鹿鹤同春"来象征天下皆春，万物欣欣向荣的景象。

在道教中，道教的仙人大都以仙鹤或神鹿为坐骑。鹤雌雄相随，步行规矩，情笃而不淫，具有很高的德行。古人多用翩翩然有君子之风的白鹤比喻具有高尚品德的贤能之士，把修身洁行而有时誉的人称为"鹤鸣之士"。

人们常以鹤、凤、鸳鸯、苍鹭和黄鸽来表示人与人之间的五种社会关系。其中，鹤象征着父子关系，因为当鹤长鸣时，小鹤也鸣叫，所以鹤也成了"父鸣子和"的象征。

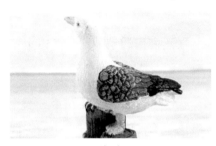
海鸥

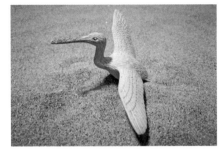
鹤

孔雀

在基督教的艺术作品中，孔雀的象征意义是复活及不朽的名声。古代波

斯人认为，在生命之树周围的两只孔雀是人类精神二元性的象征。在佛教的

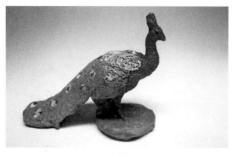

传统文化中，认为孔雀的尾巴上有"100只眼睛"，因而孔雀便成为慈悲和警觉的象征。由于孔雀喜爱展现其美丽的样子，让人联想到骄傲与自大，所以孔雀在中国也被赋予骄傲的象征意义。

孔雀

在沙盘游戏中出现孔雀的形象，有可能代表着求助者自信、积极进取的特点，也有可能是求助者自我克制、控制不健康心理的象征。

麻雀

西方将麻雀视为神的慈悲，但也暗示死亡将至。在印度尼西亚传统文化中，人们认为倘若麻雀进入人家，那么这家人近期便会举办婚礼；女子若在情人节那天看到麻雀，则表示她只有嫁给穷人才能幸福。在中国，麻雀往往象征宅院吉利,如果麻雀静飞嬉戏，则象征家庭宁静祥和。

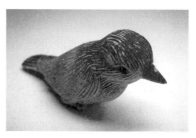

麻雀

猫头鹰

猫头鹰昼伏夜出，叫声凄厉，眼神逼人，常让人想起超自然的力量。在古埃及、印度、中国和日本，猫头鹰常被视为死亡之鸟。中国俗语"夜猫子进宅——无事不来"，就表明猫头鹰是不吉利的象征。在炼金术中，猫头鹰被认为是最聪明的炼金术士的象征。在古希腊神话里，当"智慧女神"雅典娜出

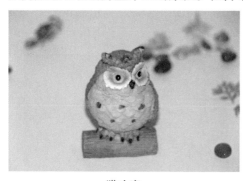

现时，总有一只猫头鹰作为"圣鸟"站在她肩头，此时它是智慧与学问的精灵，而且经常充当女主人的信使。加之猫头鹰目光敏锐,沉着冷静，能在黑夜里洞察一切，所以也是智慧博学的代表与体现。

沙盘作品中出现猫头鹰时，咨询师为了能更合理地作出判断，要确认一下沙盘作品所表达的时间。

猫头鹰

如果猫头鹰出现在白昼之中，则其象征意义可能是明确、清晰、智慧；如果猫头鹰出现在黑夜之中，则表明求助者可能正处于孤独寂寞、寻思的状态。当然也可能会是两者的综合，或者仅仅是由于求助者认为猫头鹰十分可爱。

天鹅

天鹅是光明的象征。天鹅（swan）的词根是"sven"，和太阳（sun）以及声音（sound）相似。荣格认为，天鹅象征着重生和新生命。当天鹅以太阳鸟之姿出现时，它带来的明亮晴朗意味着意识面的扩张，从这一角度来看，天鹅就象征着意识与无意识的统一。

天鹅还具有另一种全然不同的特质。人们认为，身为太阳鸟、光明的使者，天鹅还是一位预告者——它能预见尚处于黑暗之中且尚未曝光的事。

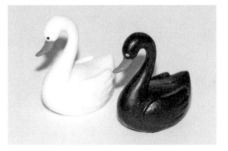

天鹅

在古希腊神话中，宙斯曾化作天鹅诱惑斯巴达的王后。从此，天鹅成了爱情与神灵的象征。此外，天鹅还代表孤独、音乐与诗歌。天鹅雪白的羽毛象征真挚。

乌鸦

从乌鸦所具有的负面意义来看，可以将它视为象征凶兆的鸟类。但是也有人认为乌鸦是隐士的朋友，他们是神祇的信差，能够协助那些在隐居中的人们。在《圣经》中，乌鸦被视为上帝之鸟，神会回应小乌鸦的需要。对某些印第安族群来说，乌鸦象征光明的使者。

喜鹊

在澳大利亚土著传说中，喜鹊象征幸福和热情。而在中国，喜鹊由于其名字的特点而被用来象征快乐和喜悦。不过，在欧洲民间故事中，喜鹊却被视为小偷，是不吉利的鸟。

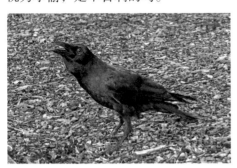

乌鸦

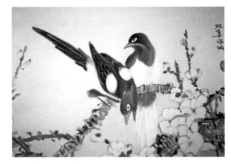

喜鹊

鸭子

鸭子常被古埃及人视为生育女神伊西斯的化身。

燕子

古希腊人认为燕子与主司爱情的阿弗洛狄忒有关，能带来好运和幸福。

古罗马人则认为燕子象征来不及出世的孩子的灵魂。现代基督教中认为燕子象征了牺牲、重生和新的开始。中国文化中，燕子被看作家庭幸福祥和的象征。

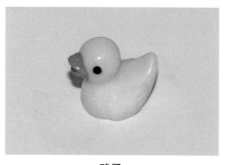

鸭子

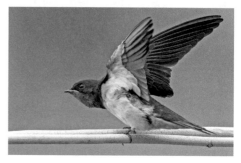

燕子

鹰

　　鹰健硕的体态和较强的行动力使它成为力量的象征。而其敏锐的目光，惊人的速度，狩猎的能力，随心所欲在空中翱翔的特质，这些特征使得人们赋予鹰多种象征意义。西方传说中，鹰的对手常常是蟒蛇、公牛或狮子，在这些传说中，鹰往往代表精神的胜利。鹰常被视为鸟中之王，是一种"有着极高抱负和野心"的鸟，它象征着地位、胜利和全知者。许多国家或强大的民族都曾用鹰来代表君权，或以它作为民族的标志。鹰的身体特征，以及它的凶悍猎手的声誉，使其成为武士的象征和战神的象征。在中国文化中，鹰是光明、胜利、抱负、精神的象征，也是自由、高度的象征。"大展宏图"的画面，一般都以展翅的雄鹰为主要元素。

　　基督教则认为鹰代表上帝的力量。在许多文化中，鹰是天神的化身。古罗马人认为鹰象征太阳神，具有"战胜黑暗"的意思。美洲土著印第安人中的苏

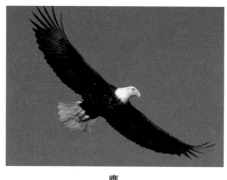

鹰

人认为鹰的羽毛是太阳的光芒。阿兹特克人认为鹰是太阳，正是它吃掉了黑暗之蛇，带给人间光芒。

　　在天空翱翔的鹰，象征着靠近神灵，同时还象征耶稣升天。在教堂里，圣经经常摆放在鹰形诵经台上，代表上帝的教诲赐予信徒力量，令迷惘者顿悟。鹰还象征神秘的力量，人们通常认为鹰是神的使者。同时，鹰还象征精神上的保护。

　　双头鹰是象征太阳的古老符号，四千多年前，美索不达米亚就有这样的象征符号。神圣罗马帝国、普鲁士帝国、俄罗斯都曾采用这一象征。

鸳鸯

鸳鸯，鸳指雄鸟，鸯指雌鸟，故"鸳鸯"属合成词。鸳鸯为中国著名的观赏鸟类，因为人们见到的鸳鸯都是成双成对出现，所以鸳鸯被看成爱情的象征。

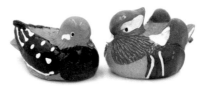
鸳鸯

（三）水生动物

部分水生动物的象征意义与它们的习性、外表和行为有关，另有一部分与它们对人类的影响有关。水生动物有时被敬为神，有时被视为怪兽。按照分析心理学的观点，海洋、水域都是无意识的象征，所以这些水中的生物往往代表了人类的无意识人格部分。

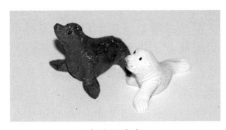
海豹和海象

海豹和海象

在因纽特人的许多传说中，海豹和海象是人类的始祖，能够化身为人形，并教族人游泳和捕鱼。因纽特人有这样的风俗：在猎杀动物之后，将它们的膀胱丢到海里，并相信它们会转生为海豹或海象。

海龟

海龟是印第安文化中地球或大地母亲的象征。在印度神话中，海龟是毗湿奴的化身之一。它是入定和宗教智慧的象征。在澳大利亚土著居民的传说中，海龟来自创世的海洋。

龟在中国文化中是具有高度象征意义的动物。龟首先是长寿的象征，因为它的生命极长，具有忍耐饥渴的特点，生命力又很顽强，所以被赋予长寿的象征。在古代，人们认为龟有预测吉凶的灵性，因此龟还被看作人与神之间的媒介。因此，龟甲成为卜筮的主要用品。中国文化中还认为龟是平稳的象征：女娲断鳌之足以立四极，使海龟成为宇宙的负载者。

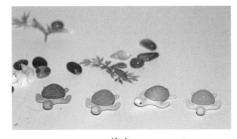
海龟

然而在生活中，"龟"却往往被视作禁忌字眼。龟的头颈与男人的阴茎相似，故而男人的阴茎冠部被称成为"龟头"。此外，乌龟用来指古代妓院中"拉皮条"的人，这些人也被称为"龟公"。

沙盘作品中出现龟，往往会被用来装饰海洋，或者用来表达悠闲、沉稳、智慧的状态。

贝类

贝类具有可以庇护生命的结构，因此它的象征意义常常跟子宫、诞生和创造有关。在古希腊，阿弗洛狄忒便是从巨大的扇贝壳中出现的。在印度教中，海螺壳象征生命的起源。此外，海螺壳还一直被玛雅人和阿兹克人用作宗教仪式的号角，这也是佛教宗教仪式的一种。在基督教体系中，圣母玛利亚有时被比作牡蛎，而耶稣则被喻为珍珠。

贝类也是财富和珍贵的象征。在远古时代，人们便用贝壳作为货币进行

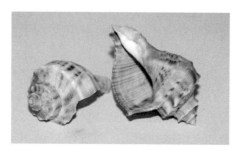

贝类

交易。中国人称自己心爱的人或事物为"宝贝"，便是表达珍爱之意。由于贝的外形类似女性的外阴，因而又是女性、生育、好运与复苏的象征。

在沙盘游戏疗法中，如果男性求助者的沙盘中出现贝壳，可以理解为对女性性的渴望，也可以看成是其对女性性的赞美和欣赏。同理，若女性求助者中出现贝壳，则可以理解为其对女性的赞赏和认同。当然，有时贝壳在沙滩上的出现只是作为一种点缀，求助者不过分强调时可能也并没有过多的象征意义。

海豚

古希腊人把海豚看作太阳神阿波罗智慧的象征，它跟爱神阿弗洛狄忒共同象征男性太阳世界和女性水世界的结合。在印第安文化中，海豚有时也被视为神灵的信使，是一种大神。

鲸鱼

在西方，鲸鱼最原始的象征是宇宙之水，后来又具有了贬义的内涵，代表鬼门关与地狱的中心等。据基督教福音书中记载，希伯来先知约拿被鲸鱼吞掉，在鲸鱼肚子里呆了三天才脱险，因而鲸鱼又象征着死亡和复活。

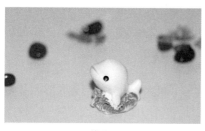

海豚

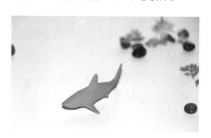

鲸鱼

珊瑚

由于珊瑚产自水中，因此珊瑚在许多文化中的象征意义往往与水、女性、月亮有关。此外，古希腊人认为珊瑚象征重生；中国人认为珊瑚代表好运、财富与地位；而在基督文化中，红珊瑚则被视为耶稣的宝血。

鱼

荣格认为，鱼出现在梦境之中，有时象征着未诞生的婴儿，因为婴儿在出世之前，就像鱼生活在水中一般。大部分鱼产子较多，因而在很多文化中象征着多产、丰饶。

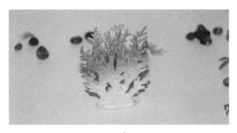
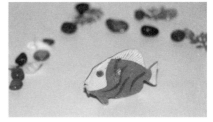

珊瑚　　　　　　　　　　　　　　　鱼

在基督教中，"鱼"是常常被提到的字眼，耶稣基督本人也与"鱼"息息相关，早期的基督徒把鱼形符号当作耶稣的第一象征符号。耶稣的十二门徒自称为"捕鱼人"，因此，"网鱼"象征人们试图获得精神上的顿悟。三条鱼缠绕在一起或只有一个鱼头三个鱼身的图像是基督教"三位一体"的象征，即认为上帝是上帝、耶稣、圣灵三者的联合体。

在佛教文化中，鱼象征从压抑欲望中释放出来的自由。中国文化中，"鱼"与"裕"、"余"音似，所以，鱼还是富足的象征，如"年年有余"等吉祥图画都是与鱼相关的。

鱼生活在深水之中（深水象征无意识），

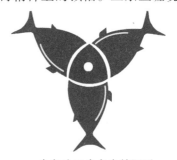

一个鱼头三个鱼身的图形

代表无意识、灵感和创造力。鱼的嘴像女性阴部，因此鱼有性的象征意义。不过，沙盘作品中出现鱼时，除非求助者非常强调鱼水关系，否则我们一般不考虑性的角度，而是从智慧、财富、自由的角度去理解。另外，由于鱼类种系的多样性，不同外形、气质的鱼其象征意义可能存在差异，如沙盘作品中鲨鱼的出现可能象征着恐惧，而非自由；比目鱼则可能是情感深切的象征。

章鱼

章鱼是地中海地区非常常见的一种象征生物，它与螺旋体相似，象征从神秘中心释放出来的创造力。章鱼若与螃蟹同时出现，则往往涉及占星术中的巨蟹座。

珍珠

珍珠因为其带有微光的白色色调而象征月亮，它的其他象征意义也因此而与女性相关。由于珍珠产于大海中的牡蛎或其他双贝壳类之中，因而人们认为珍珠代表深奥的知识和潜藏的智慧。珍珠还代表眼泪、忍耐、纯洁与和平。此外，珍珠是贝类受到刺激后的分泌物形成的，所以还常常是伤害被包裹以及升华的象征。

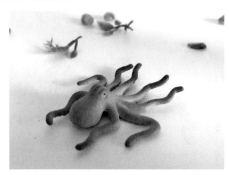

章鱼

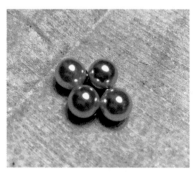

珍珠

（四）昆虫

微小的昆虫也具有丰富的象征意义，它们常常象征神灵、精灵和超自然的世界。比如，在中美洲，小飞虫就被看作重返人间的亡灵。与其他动物一样，昆虫的象征意义也和它们的生活习性、外形等息息相关。

蚕

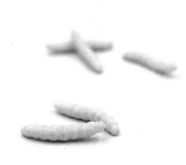

蚕

在中国，蚕代表纯洁和美德，"春蚕到死丝方尽"就是强调了蚕的奉献精神。许多日本人相信，蚕是火神和大地女神相结合而创造出来的。不过，中国文化中也有"作茧自缚"的说法，形容自己把自己束缚住了。但是在沙盘中，如果求助者强调了"作茧自缚"以及变成飞蝶，那则有可能代表结束一个阶段并准备进入新阶段，亦即超越的象征。

苍蝇

作为病毒的携带者，苍蝇代表破坏、邪恶。邪恶魔王别西卜❶的名字便是来自于希伯来语的"蝇王"。

注：❶ 在犹太教中，别西卜（Beelzebub）是"苍蝇王"的意思，它被视为引起疾病的恶魔。

飞蛾

飞蛾一般在夜间活动，因此它常与黑暗联系起来。波斯尼亚人认为，飞蛾是巫婆变的。由于飞蛾总是朝着火或者亮的地方飞舞，因此它还象征寻求上帝的灵魂，以及因为精神错乱而仓促地走向灭亡。

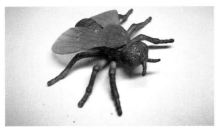

苍蝇

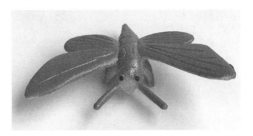

飞蛾

蝴蝶

因为蝴蝶的生命周期内会经历多种形态，因此是转变、神秘复活和超然灵魂的象征。澳大利亚一些土著居民把蝴蝶看作死者回归的灵魂。在希腊神话中，蝴蝶也是灵魂的标志。蝴蝶优雅美丽的特点使它成为日本女人的象征。在日本，比翼双飞的蝴蝶象征幸福的婚姻。

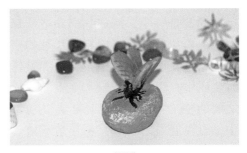

蝴蝶

在中国，蝴蝶象征生活的享乐和高涨的情绪。一个不断追逐、永不满足的人可能被比喻为浅尝辄止的蝴蝶。另外，中国文化中"梁山伯与祝英台"的故事，最终二人化为蝴蝶，既有灵魂的意味，又有爱情的象征。不过，中国人亦将那些不谦虚，或是在男女关系方面不稳重的人称为"狂蜂浪蝶"等，用以象征轻浮。

在沙盘游戏中，蝴蝶是美、浪漫的象征，如果强调了它的发展变化——由小幼虫蜕变成美丽的蝴蝶，则是典型的超越的象征。

蝗虫

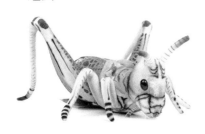

蝗虫

蝗虫大肆破坏农作物，因此它们象征灾难与破坏。《圣经·旧约》中提到，上帝为了惩罚人类，因而制造了一次蝗灾。西方中世纪的寓言故事中，蝗虫象征精神折磨、优柔寡断和毁灭。蝗虫的繁殖非常快，因此古希腊人不仅视之为充裕的象征，而且贵族更会佩戴金蝗虫形象的发饰。

甲虫

古埃及人认为甲虫是昆虫中的圣者，因此，圣甲虫作为太阳神拉的象征，

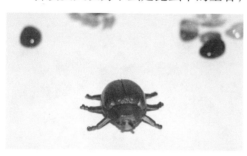

甲虫

是当时最受欢迎的象征。古埃及人发现，甲虫无论去哪里，都会边走边滚动一坨粪球，不久之后，幼虫便从粪便中生出，而且幼虫出生的时候已经完全成形，就像太阳从地平线上升起一样，所以许多古埃及人认为甲虫和太阳一样具有神奇的力量。由于古代埃及的宗教与再生、复苏息息相关，甲虫的习性也被用来代表新生。

但是在欧洲也有不少民间传说把甲虫当作变迁和生命流转的象征。

蜜蜂

蜜蜂一般象征秩序、勤奋、永存与协作。正因为这些特质，蜜蜂被大量运用到基督教中，例如它们制造的蜂蜜象征着甜蜜，而可以制作蜡烛的蜜蜡则象征光明。古代中东文化和爱琴海文明中，皆认为蜜蜂是上界和下界之间的桥梁。蜜蜂还可见于葬礼纹饰中，迈锡尼人的坟茔甚至建造成蜜蜂蜂巢的样子。印度神话中的爱神手持的弓箭的弦是一排蜜蜂，象征着爱情的痛苦与甜蜜。

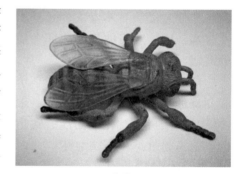

蜜蜂

蜂王是整个蜂房中的王者，因此自古以来就是王权的象征。蜂王还象征着圣母玛利亚和伟大的母亲。在希腊文化中，蜂房还象征着教堂。

蜻蜓

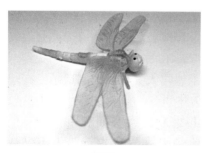

蜻蜓

在中国，蜻蜓代表夏季，但是由于蜻蜓飞行飘忽不定，因此蜻蜓也代表着不稳定。"蜻蜓点水"就是比喻做事像蜻蜓一般不够持续和深入。在日本，蜻蜓则往往代表喜悦，并被用在皇室的徽章上。由于具有斑斓的色彩，因此人们也常常将蜻蜓与魔法和幻觉联系起来。

蝎子

蝎子的刺有毒，而且永远露在外边，随时准备攻击，因此常常被用来象征死亡与毁灭。在非洲，很多人都会避讳蝎子的名字，因为据说说出蝎子的名字都可能会招致邪恶。在古埃及传说中，蝎子女神塞尔克特就是死去的欧西里斯的四个守护女神之一。因为蝎子和沙漠有关，因此蝎子还代表干旱和荒凉。中国文化认为蝎子是狠毒的象征，所以有"蛇蝎心肠"的说法。

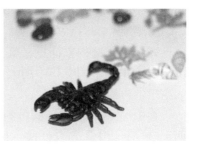

蝎子

蜘蛛

蜘蛛被视为伟大的母亲、太阳以及捕食者，同时也是命运的标志。

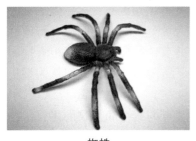

蜘蛛

在喀麦隆文化中，蜘蛛和蛛网分别代表勤奋和智慧。在中国文化中，由于"蜘蛛"的"蛛"字与"福"字谐音，因此也是幸福的象征。

但是蜘蛛的自然形象是让人恐惧的，且蜘蛛多生活在暗处，因此蜘蛛具有阴影、恐惧、无意识的象征。

（五）两栖动物

两栖类是比较古老的物种，由于它们可以穿行于水下和陆上，因此成为肉体与精神联系的象征。一般意义上，水下代表无意识，水上代表意识，两栖类以及其他可以从水下上到陆上的动物都代表无意识进入意识的过程。

蟾蜍

在中国古代传说中，嫦娥偷吃了长生不老药奔上月亮之后变成了一只大的蟾蜍，所以月亮又称为是蟾蜍居住的地方，即"蟾宫"。不过，这个传说背后的产生原因却并非如此，而是由于月亮相对于太阳代表阴，是女性的象征，而青蛙和蟾蜍都具有生育、女性的象征意义，这个传说正是因此发展而来。

在中国文化中，有所谓"三足金蟾"的说法，指的是三条腿的蟾蜍，其象征可以抓住财富。

不过，蟾蜍还被称为癞蛤蟆，中国人

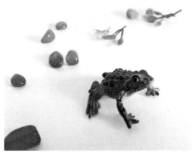

蟾蜍

有"癞蛤蟆想吃天鹅肉"之说，用蟾蜍象征丑陋、低贱。蟾蜍可以分泌毒液，西方文化中，人们常将其视为恶魔、巫婆的象征。在欧洲，蟾蜍是死亡的使者，还是女巫的密友，所以让人生厌。

青蛙

青蛙最普遍的象征意义就是生育。在远古时代，很多文化中都有蛙的图腾崇拜。据说中国文化中的人类始祖女娲的"娲"字就是"蛙"的意思，代表生殖崇拜的含义。

在中国民俗文化中，青蛙的头、尾、四肢和肚代表着世界，因为世界的"东、西、南、北、中"与青蛙这一有机整体有一定的相似之处。带有青蛙造型的物品尤其受到生意人的青睐。蛙在母系氏族社会生活中是一种神圣的动物，具有特殊的地位，含有不容否认的象征意义。青蛙（蟾蜍）多子，远古先民将青蛙（蟾蜍）作为女性子宫（肚子）的象征，蛙纹体现的则是对女性怀胎子宫的崇拜，也可以说这是人类生殖崇拜的一种表现。青蛙（蟾蜍）曾经是许多少数民族的图腾，如纳西族古时崇拜青蛙，东巴经典称其为黄金大蛙，民间也有传说称其为智慧蛙；壮族的先民曾以青蛙作为图腾，并有"蟆拐节"和祭祀青蛙的活动，在民间传说中，青蛙是雷神之子，是行云布雨的使者，人们认为祭祀蛙神可求得风调雨顺。

在古埃及，青蛙和女神海奎特有关，涉及婴儿的诞生和作物的生长。沙盘游戏中若出现青蛙，可能有求助者心理正在转化的象征意义。

蝾螈

蝾螈象征火，它常被描述为小龙，或有翅蜥蜴。在一些文学作品中，蝾螈代表勇气。在人们最初对蝾螈的认识中，认为蝾螈是没有性别的，因此也代表纯洁、童贞。

沙盘游戏疗法象征手册

SANDPLAY GAME THERAPY SYMBOL HANDBOOK

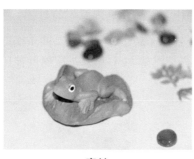

青蛙

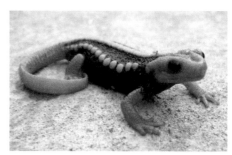

蝾螈

（六）爬行动物

壁虎

壁虎象征敏捷、智慧和较强的适应性。家中常见的无害壁虎常被视作幸运之物，许多人认为那是家庭的保护神。对波利尼西亚人而言，壁虎是圣物。壁虎遇到危险会弃掉尾巴，之后还会长出新的，因此也象征着复兴。

鳄鱼

古埃及人认为鳄鱼是水神索贝克的化身，它象征日出与丰沛的水源，同时它还守护着分隔生死两界的大门。传说鳄鱼吃人以后会掉下眼泪，因此"鳄鱼的眼泪"被用来形容不真诚、伪善。短吻鳄是印第安文化中的图腾之一，它是母亲的象征——因为它会保护自己的巢穴和幼崽。

鳄鱼具有威胁性和攻击性，可以吞噬掉自己的猎物，所以也象征着凶猛。因为鳄鱼既生活在水里，也可以在陆地上活动，而水是无意识的象征，所以鳄鱼又是无意识和意识连接的象征。荣格在其《转化的象征》一书中，认为鳄鱼一类的动物形象一定和无意识的原欲显现有关。荣格曾说："凡是以野兽形象出现的象征，若不是和无意识有关，就是和本能的压抑有关。"

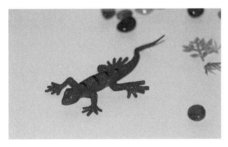

壁虎

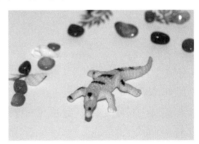

鳄鱼

恐龙

恐龙是一种已经灭绝的且多数都体型巨大的史前生物，正如人的无意识消失在意识之中一样。因此，恐龙多数是巨大的无意识力量的象征。

蚯蚓

蚯蚓象征着大地、死亡和解体。在一些艺术作品中，蚯蚓也象征杀伤力，包括爱尔兰、中国在内的很多地域文化都会把蚯蚓与人类祖先及创世神话联系起来。

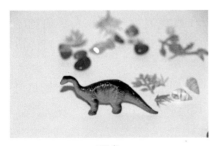

恐龙

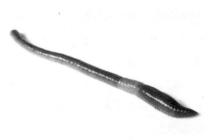

蚯蚓

蛇

蛇是重要的象征动物，但不同文化背景下对蛇的诠释可能千差万别，有的象征使人们毛骨悚然的恐惧感，也有的象征智慧和祥和。中国文化中，人们常常把蛇雅称为"小龙"，以示尊崇。蛇脱下的皮叫蛇蜕，也被称为"龙衣"，这些都具有把蛇比喻为龙的含义。

关于蛇的象征意义，许多人首先想起的是它的狠毒，成语"毒如蛇蝎"

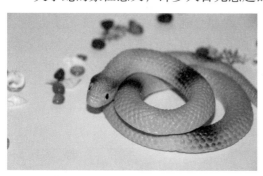
蛇

就是这一意象的表征。由于蛇是冷血动物，而且它没有声带，不能发出声音，因此它也常常象征阴险、冷漠。蛇没有脚却可以爬行，又往往来无影去无踪，所以蛇还是神秘的象征。在基督教象征体系中，蛇象征狡猾。《圣经》中写道，蛇是上帝耶和华所造的万物之中最狡猾的一种，正是由

于它的引诱才使在伊甸园中的夏娃和亚当偷食了智慧之果，而被赶出了伊甸园，从此人类有了"原罪"。

无论是中国文化，还是西方文化，蛇的主要象征意义大都是贬义的，但也有其褒义的一面。蛇的第一个正面象征意义是幸运、吉祥和神圣。人们把蛇分为家蛇和野蛇，有些地方认为家里有了家蛇是吉兆。在国外，古埃及人认为眼镜蛇是君主的保护神。法老用黄金和宝石塑造了眼镜蛇的形象，并饰进皇冠，作为皇权的徽记。公元前的欧洲国家使节把两条蛇的形象雕刻在拐杖上，形成国际交往中使节专用的权杖，代表使节权，因而蛇又是国家和权威的象征。蛇的第二个正面象征意义是追求爱情和幸福。这一意义主要体现在民间传统故事《白蛇传》中。蛇的第三个正面象征意义是长寿、生殖和财富。在中国文化中，蛇和龟是长寿的象征。在瑜伽文化中，有蛇可以活500年的传说，认为人体内有一种像蛇一样盘绕着的力，称为"蛇力"，只要修炼得法，就可以把这种力释放出来。蛇还是财富的象征，蛇有自己的地下王国，里面有无数宝藏，所以想发财致富的人必须到蛇庙中去虔诚祈祷。蛇的第四个正面象征意义是医药和医业。中国民间传说蛇有识别药草的能力。

由于蛇身与男性性器官相似，因而心理学的精神分析学派认为蛇是男性的象征，对蛇的恐惧可以解释为对男性性欲的恐惧。在沙盘游戏疗法中，蛇还是转化的象征。

卡尔夫则认为，蛇可能代表问题仍隐藏在无意识里面，同时也可能象征

女孩未开发的女性特质，它通常出现在青春期到成人期之间，特别是心灵层次将面临较为深刻的转化之时。蛇皮的褪落则象征无意识里的某种突破与更新，它的蜕变使生命的奥秘得以充满活力。

蛇——蛇杖

古希腊传说阿斯克勒庇俄斯之杖是一条单蛇盘绕的权杖，也称为蛇杖。阿斯克勒庇俄斯被从他死去的母亲的子宫中救出后，阿波罗将其交给人头马奇龙。奇龙将阿斯克勒庇俄斯抚养长大，并教导他医术。据说，一条蛇为了报答阿斯克勒庇俄斯的仁慈，舔净了他的耳朵并传授给他秘密知识。古希腊人认为，蛇是神圣的生物，代表智慧、疗愈和复活。于是，阿斯克勒庇俄斯之杖就成为疗愈和医学的象征，并沿用至今。

古希腊神话中的赫尔墨斯常常手持双蛇杖——饰有两条缠绕的蛇的权杖。赫尔墨斯不仅是众神的使者，还是商人、牧羊人、赌徒、骗子和小偷的指引者和守护神。据说，双蛇杖既可以唤醒沉睡的人，又能让清醒的人睡去。将双蛇杖用在将死之人身上，死者会走的很安详；用在逝者身上，逝者可以起死回生。

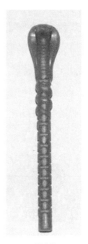

蛇杖

蛇——咬尾蛇

咬尾蛇是一种古老的图案，其造型为一条蛇咬住自己的尾巴。神秘主义创造出各式各样的咬尾蛇，并将其作为代表无限的符号。人们认为咬尾蛇象征宇宙永恒循环、凌驾一切的二元性，是与相反事物的融合。咬尾蛇在古埃及出现后，就成为宗教和神话象征系统中的重要符号，常常出现在炼金术著作中，象征炼金术成品的循环本质。

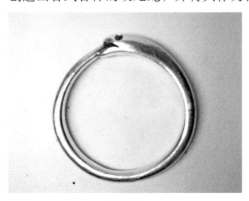

咬尾蛇

已知最早的咬尾蛇图案出现在公元前14世纪的《阴间谜之书》中，一份在图坦卡蒙墓穴中发现的古埃及丧葬文件，描述了拉神（太阳神）与欧西里斯（冥间神）的结合。文件中，一幅插图画着两条蛇，嘴里叼着尾巴，盘在一尊大神的头部和脚边。大神名为"隐藏时间者"，可能是代表拉与奥西里斯的合体，也就是"阳"与"阴"的合体。

荣格认为咬尾蛇所象征的生与死、阴与阳的整合是自性的象征。

（七）传说中的动物

人类除了引用现实世界中存在的动物来表达自己的心理和思想，还创造了大量的想象性动物来完成这一任务。想象性的动物其实在现实世界中也都有与其相似的原形，它们多数都是现实动物的组合。荣格认为这种组合型的动物往往是超越的象征，它们超越了原来低级的状态，而且超越了每一种参与合成的动物的原有能力。

独角兽

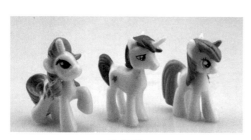

独角兽

在西方传说中，独角兽是一种额头上长出角的马，有的还长有一双翅膀。据说独角兽象征纯洁、勇气和典雅的爱，传说只有处女才能捉到它。独角兽也经常被与圣母玛利亚联系在一起。据说，独角兽的角能够解除各种毒药。在中国文化中，甪端也是一种独角兽，它见到坏人就会用它的独角去顶触，所以是法律公正的象征。

凤凰

凤凰是中国神话传说中的神异动物和百鸟之王，和龙一样是汉族的民族图腾，亦被称为朱雀、朱鸟等。据《尔雅·释鸟》郭璞注，凤凰的特征是"鸡头、燕颔、蛇颈、龟背、鱼尾、五彩色、高六尺许"。凤是人们心目中的瑞鸟，是天下太平的象征。古人认为时逢太平盛世，便会有凤凰飞来。

凤凰本是指"凤"和"凰"，代表着雌、雄两体，但是经常与龙一起使用，此时凤凰便成为了皇后的象征，代表着聪慧、高贵和美丽。"百鸟朝凤"就表现了凤凰的高贵和备受尊崇的地位，"龙凤呈祥"则象征着阴阳和谐、家道兴旺、家庭圆满和谐等。

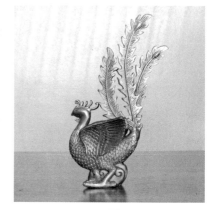

凤凰

在西方文化中，凤凰主要象征着不朽。例如，在古埃及与古希腊的神话中，凤凰是所谓的"不朽的鸟"，可以活500年。老去的凤凰在大火中燃烧后，一个崭新的凤凰将会诞生。最后，这个新生的凤凰将带上死去凤凰的骨灰到达赫利奥波利斯，并把它放置在太阳神的宫殿里。此外，根据犹太人的传说，上帝任命凤凰为不朽的鸟。因为夏娃偷吃了智慧树的果实，受到了惩罚，所以她嫉妒其他生物，随后，她说服除了凤凰以外所有的动物吃禁果。上帝因而赐予凤凰一千年的寿命，一千年后，它会烧毁自己，然后得到重生并继续其新的生命。因此，凤凰象征着不朽。郭沫若的《凤凰涅槃》一诗，就是引用这样的传说来表达渴望旧中国重生的愿望。

凤凰是鸟类中雌、雄完美结合的象征，是人的心理整合的象征。沙盘作品以凤凰为主题可以认为是求助者自我整合的表现，象征着刚柔相济的性格特征；也可能代表着浴火重生的含义。

飞马

在古希腊神话中，飞马名为珀伽索斯，是一种长有翅膀并可以飞的马。据说女妖美杜莎被帕尔修斯砍掉头颅后，飞马从美杜莎的血泊中诞生。这象征着人类的欲望是凭空产生的，也象征着自然要素的反复无常。后来，希腊英雄柏勒洛丰在智慧女神雅典娜的帮助之下驯服了飞马，象征着人类在神灵的帮助之下"驯服"了构成宇宙的四大要素。

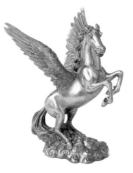

飞马

龙

在中国，龙是一个复合的动物，据说，龙的样子为"角似鹿、头似驼、眼似兔、项似蛇、腹似蜃、鳞似鱼、爪似鹰、掌似虎、耳似牛"。这象征着龙同时具有鹿的祥和温柔，驼的坚忍，兔的机动，蛇的阴毒和城府，蜃的神秘，鱼的财富，鹰的生存危机意识与准确把握机会的能力，虎的威严、独立和有朝气，以及牛的忠诚。

总的来看，在东方文化中，龙基本上代表的是正面的、积极的原始力量。龙可以将水与空气融合在一起，降雨以滋润大地、造福人类，象征着精神与物质力量的完美结合。龙经过哪里，哪里就生机勃勃，似乎地球的能量是随着龙的足迹释放出来的。

而在西方，基督教盛行的时代，由于蛇是引诱夏娃的邪恶力量，因此龙也被认为是混沌与破坏自然的邪恶象征。有时龙的出现也代表人类潜藏的精神财富，有时又象征对女性贞操的掠夺。按照西方文化的观点，龙是潜藏在人类意识中的一种动物，如果任这种原始的力量信马由缰而不加约束，人就会逐渐趋于动物的本性。

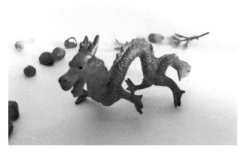

龙

从心理分析的角度来说，龙的形象是人类内心世界的情感与无意识精神需求的体现。由于龙具有神圣、拯救的特点，所以中国文化中的龙与西方文化中的上帝具有相似的象征。此外，在中国封建时代，龙形是帝王的专用图案，所以龙又是权力、权威的象征。

第五部分

建 筑 类

旧石器时代起，人类便开始在注重建筑物实用功能的同时，也兼顾其对人类情感与精神需求的满足。因此，不同时期的建筑物便成为了人类自身对世界认识不断发展的见证。特别是宗教建筑，其象征意义往往表现得更为明显。许多宗教教义认为，每个人都是一座"圣灵的殿堂"，人类精神的创造力可以从神圣的殿堂中生发出来，而人类身体的形状即代表了宏观世界的结构比例，所以世间的建筑就是按照人体结构设计建造的，如基督教中许多教堂的图形结构便是按照伸展开的人体形状而设计的。同样地，不少神殿和寺庙都可分为外庭、内庭和中心区域（神圣之地），亦像是对应人体的腹部（再生的器官）、胸部（生命力的器官）与头部（精神感觉的器官）而建造的。

还有人把建筑分为男性建筑和女性建筑。男性建筑一般是塔形建筑，是权利的象征，其造型也常常与男性生殖器相联系。而女性建筑一般是低矮的、圆形的建筑，象征着女性的子宫，给人以安全感。

埃菲尔铁塔

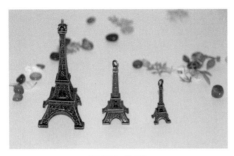

埃菲尔铁塔

法国巴黎的埃菲尔铁塔矗立在塞纳河南岸的战神广场中，于1889年建成，得名于设计它的著名建筑师、结构工程师古斯塔夫·埃菲尔。它是世界著名建筑、法国文化的象征之一，是巴黎城市地标之一、巴黎最高建筑物。被法国人亲切地称为"铁娘子"。在沙盘中，埃菲尔铁塔一般象征异域风情。

白宫

白宫也称为白屋，是美国总统的官邸和办公室，1902年被西奥多·罗斯福总统正式命名为"白宫"。由于白宫是美国总统居住和办公的地点，因此"白宫"一词常代指美国政府。

冰屋

对于因纽特人来说，冰屋是家和家庭生活的象征。在加拿大，冰屋被注册为因纽特人的商标。

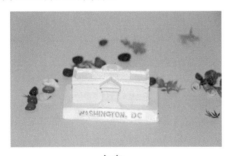

白宫

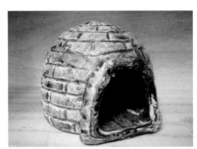

冰屋

城堡

城堡只有在西方文化中被视为具有一定象征意象的建筑，尤其是在"十字军东征"时期，城堡成为具有身体和精神双重庇护功能的象征。

窗户

窗户象征人类观察外界的方式，并由此而感知、解释世界。人们认为

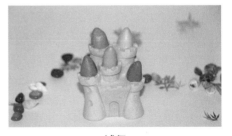

城堡

教堂或神殿里的窗户可以接纳上帝之光，同时也表示人或事物用窗户作为与上帝沟通的媒介。

在沙盘中，如果求助者强调由窗户向外看，则代表一种间接地对外部世界的关注；如果求助者强调由外向内看，则代表窥视他人隐私或探索自我的无意识。

摩天大楼

摩天大楼高耸入云，给人以权威之感，并有男性生殖器的象征意义，因此是典型的男性建筑。在沙盘中，大楼及各种城市建筑多用于构建现代城市，是现实和意识世界的象征。

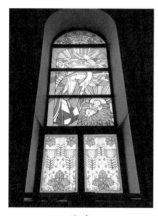

窗户

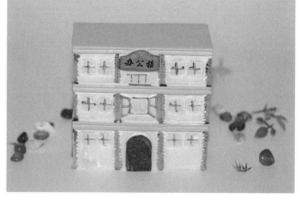

摩天大楼

灯塔

灯塔象征着真理，也代表男性生殖器。在基督教文化中，灯塔还象征着耶稣的教诲。指引船只安全前行的灯塔，仿佛是信仰的明灯照亮着人类前进的方向，引导人们向着正确的方向前行。

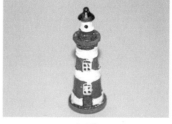

灯塔

方尖碑

方尖碑是古埃及的杰出建筑之一，是古埃及人崇拜太阳的纪念碑，也是除金字塔以外，古埃及文明最富有特色的象征之一。方尖碑外形呈尖顶方柱状，由下而上逐渐缩小，顶端形似金字塔尖，碑尖常以金、铜或金银合金包裹，当旭日东升照到碑尖时，它会像耀眼的太阳一样闪闪发光。方尖碑的高度不等，且用整块花岗岩制成。碑身刻有象形文字的阴刻图案。

房屋

房屋是母性的象征，与母亲有关。事实上，每个人都曾经居住过的子宫就像是我们的第一套房子，反过来，房屋也就成为了子宫的象征。所以说房屋象征母性。

房屋还象征着求助者本人心理，正所谓"心房"的意思，房子的外形、颜色以及房子里发生的事件都是求助者本人心理存在的表现。选择高大且富丽堂皇的房屋，往往象征着求助者心理表现的丰富、远大的目标或是坦诚的心态；选择陈旧、破落的房屋，则可投射出求助者疲惫、饱含沧桑的心理状态。若房子里财物丰富、有序，则是求助者内心的丰富性和有序性的表现。房屋门窗开放的情况代表求助者心态的开放度及与他人交往的态度，关闭的门窗也是求助者自我封闭、孤独的形象化体现。

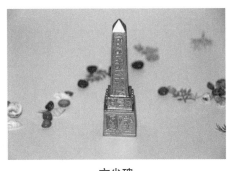

方尖碑

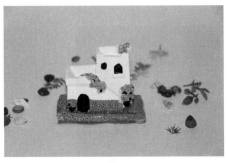

房屋

沙盘作品中的房子也有家或归宿的象征意义。求助者在沙盘作品中如果摆放了房子，却说没有自己的房子，反映的是求助者不愿意或不敢正面了解自己的内心世界，是对自我认识行为的阻抗。若作品中有多座房子，则可以理解为求助者与他人的关系，也可以理解为求助者人格中的不同方面。

坟墓

古代人认为，坟墓是通往另一个世界的大门，因而要给死者在坟墓中放入

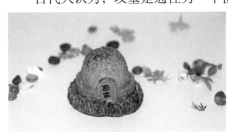

坟墓

各种陪葬物，以保证死者在通往另一个世界的旅途中有足够的生活用品。在欧洲一些富人的坟墓上，多雕刻有代表死者勇敢、公正品格的象征图形。

在沙盘中，坟墓如果不是亲人逝世的象征，则往往代表一个时期的结束，也预示新时期的到来。

佛塔

佛塔，又名浮屠，藏语称"曲登"。佛塔最初被用来供奉舍利、经卷或法物。佛教于公元一世纪始传入中国，经汉化后而形成汉传佛教，佛塔样式也由覆钵式塔汉化为亭阁式塔、楼阁式塔，又由楼阁式塔衍生出密檐式塔。中国的佛塔有木塔、砖塔等建材类型，许多佛塔会刻有建塔碑记、佛像、佛经等。

由于佛塔是供奉佛陀遗物的地方，所以它是容纳宇宙万物的象征，另外

也有精神指引的象征。

金字塔

金字塔是升天的象征，其与太阳和星星形成一条直线，在天地之间形成一条通道，去世的法老可以从这里进入另外一个世界。在西方炼金术中，金字塔融合了正方形和三角形的象征意义。还有一种说法认为，金字塔象征着第一块浮出的陆地，因此象征新生。不过，金字塔是世界上最神秘的建筑之一，在沙盘中，它一般是神秘心灵的象征。

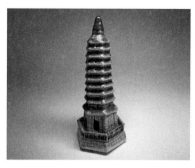
佛塔

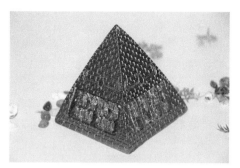
金字塔

井

井代表进入大地的通道，又象征从大地之母子宫中出来的路径。在伊斯兰教中，井是伊甸园的象征。在中国文化中，井代表家乡，代表生活的环境。在其他文化中，井也可代表女性，并象征治愈疾病的能力和希望。

巨石阵

巨石阵和金字塔一样，是人类的一个未解之谜。一般认为巨石阵是用于祭祀的地方，但是最为明确的巨石阵的象征意义是：神秘、强大、高雅。

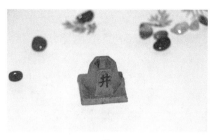
井

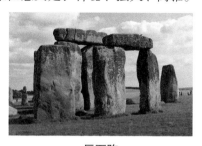
巨石阵

凯旋门

正如其名，凯旋门是一座迎接外出征战军队凯旋的大门。它是现今世界上最大的圆拱门，位于巴黎市中心戴高乐广场中央的环岛上。凯旋门原本是庆祝胜利的象征，但是第一次世界大战结束后，它成为了阵亡战士的纪念碑。

克里姆林宫

克里姆林宫的"克里姆林"在俄语中意为"内城"，而在蒙古语中是"堡垒"之意。克里姆林宫位于俄罗斯首都中心的博罗维茨基山岗上，南临莫斯科河，西北接亚历山大罗夫斯基花园，东南与红场相临，呈三角形。克里姆林宫是俄罗斯的国家象征，是世界上最大的建筑群之一。

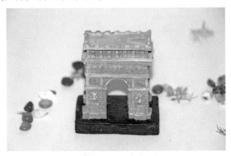

凯旋门

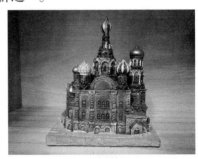

克里姆林宫

凉亭

遮阴的凉亭通常由缠绕的藤蔓植物或攀援花卉构成，象征庇护，同时也象征女性。在基督教中，凉亭代表圣母玛利亚。在文学作品中，凉亭常常与肉欲、诱惑联系在一起。中国文化中的凉亭一般是风景、放松、休闲的象征，有时也具有与佛塔相同的象征意义。

罗马大剧院

位于意大利罗马的圆形大剧院遗址是古罗马时代最伟大的建筑之一。它是帝王与权力的象征，同时也是意大利"永恒之城"地标性的建筑。其椭圆形的造型如同子宫，象征女性的保护。

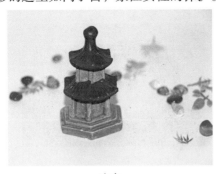

凉亭

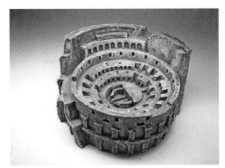

罗马大剧院

玛雅金字塔

玛雅金字塔和埃及金字塔不同。外型上，玛雅金字塔是平顶，塔体呈方形，底大顶小，层层叠叠，塔顶的台上建有庙宇；功能上，玛雅金字塔主要用于举行各种宗教仪式，仅有极少数具有陵墓的功能。

门

门通常代表某种障碍，只有那些持有钥匙的人才能进入。同时，门也象征机遇，或者向另一种状态的转换。在基督教的象征意象体系中，门分别代表信任、希望与慈善。大门是入口，是通往房子的检验处，因而也就有了"标准"的含义，而门的大小、门槛的高低自然就象征着标准的高低了。大门是房子最有意义的部分，可开可关，是入口也是内外界限，走进或走出，便意味着会进入有着不同情形、不同意识形态的空间，将人引向不同的人、不同的氛围，故而门就是一种角色、意识、形态转换的象征。在沙盘游戏疗法中，求助者解释门是开着或关着也就反映了其心理状态以及与人交往的情况。

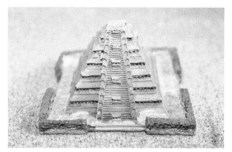

玛雅金字塔

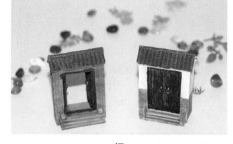

门

门也有性的象征。阴户也可以被比作是一道门，因为它是分娩时生命诞生的通道，也是交媾时进入阴道的通道。在道教、密教等东方传统宗教文化中，认为性交本身就是超脱之门，人们可以通过其达到禅定的境界，体验"极乐的肉身"。

喷泉

在很多文化中，喷泉是生命的象征，也是女性的象征。生命之泉代表永恒，许多人相信在天堂里，喷泉从生命之树的根部喷涌并形成四河。

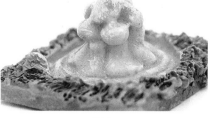

喷泉

桥

桥是过渡和转换的象征，特别表示从生到死或从世俗到神圣的过渡。桥还可以代表人心理与精神发展过程中的危机。桥还象征着生活阶段的过渡，以及生活方式的改变。桥象征的不仅是独立的个体之间的联系，还是自我多种人格特征之间的联系，或是个体过去、现在以及未来的联系，或是意识、物质与无意识精神的联系。

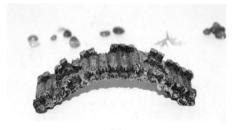

桥

沙盘作品中，桥首先象征着起沟通作用或连接作用的人或物。如果有人物立于桥上，可能还象征着其处于心理和精神状态发展过程的危机之中，或处于一种转变的关键时期。

寺真寺

清真寺是伊斯兰教的中心，同时也是信徒与真主交流的地方。清真寺的圆顶结构象征苍穹，穿过拱门象征进入另一种生命状态。历代伊斯兰领袖哈里发都会通过修建清真寺来表现他们对真主的虔诚。一些清真寺建有五个台柱，并设有壁龛，壁龛指向圣地麦加。

寺庙

寺庙与神殿是人类精神奋斗与最高追求的显著的象征，因而大多数寺庙或神殿的建筑结构都是人们按照关于宇宙模型的理解去建造的，从而象征整个有序世界与人类对宇宙的感知。

白马寺位于河南省洛阳市，创建于东汉永平十一年（公元68年），是中国第一座佛教寺庙，有中国佛教的"祖庭"和"释源"之称，距今已有1900多年的历史。现存的遗址古迹为元朝、明朝及清朝时的留存。

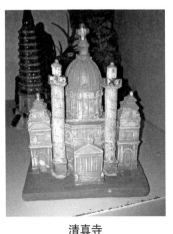
清真寺

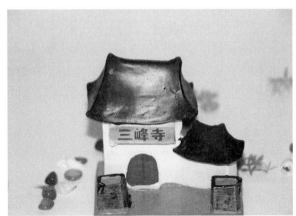
寺庙

天坛

天坛位于中国北京，始建于明永乐十八年（1420年），清朝乾隆、光绪时期曾重修改建，是明、清两代帝王祭祀皇天、祈求五谷丰登的场所。天坛代表了人与神的沟通、天与人的连接。在沙盘中，天坛往往具有神圣的象征，当其被放在沙盘中心时，也是自性的象征。

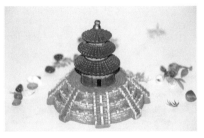
天坛

泰姬陵

泰姬陵全称为泰姬·玛哈拉，是一座白色大理石建成的巨大陵墓清真寺，是1631~1653年期间印度莫卧儿皇帝沙贾汗为纪念他心爱的妃子而在阿格拉建成的。泰姬陵是印度穆斯林艺术最完美的瑰宝，是世界遗产中的杰作之一，被誉为"完美建筑"，并有"印度明珠"的美誉。

吴哥窟

吴哥窟又称吴哥寺，位于柬埔寨，是世界上最大的庙宇，同时也是世界上最早的哥特式建筑。吴哥窟的原始名字的意思为"毗湿奴的神殿"。12世纪时，吴哥王朝国王苏耶跋摩二世希望在平地兴建一座规模宏伟的石窟寺庙，作为吴哥王朝的国都和国寺。他举全国之力，花了大约35年才将吴哥窟建造完成。吴哥窟是吴哥古迹中保存最好的建筑，以建筑宏伟与浮雕细致闻名于世。

五角大楼

五角大楼是美国国防部的办公大楼，位于华盛顿西南方弗吉尼亚州的阿灵顿县，因建筑物为五角形而得名，是世界最大的单体行政建筑。由于其特殊的职能，所以有时"五角大楼"一词不仅代表这座建筑本身，也常常用作美国国防部、甚至美国军事当局的代名词。

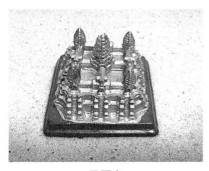

吴哥窟

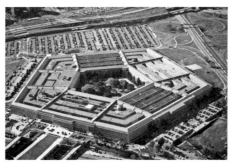

五角大楼

烟囱

炉灶里产生的烟经由烟囱排到屋外，因此烟囱也代表从封闭中得到释放，或从人间升入天堂。西方文化中传说每逢圣诞节，圣诞老人便从烟囱中下来，给孩子们带来各种礼物，因此烟囱也象征神恩眷顾。在西方文化中，许多人认为烟囱与清扫烟囱的工人都是好运的化身。

栅栏、篱笆、墙

栅栏、篱笆、墙均是交通的障碍，是界限的标志。沙盘中出现这些障碍物，有可能是制作者自我保护的象征，同时也可以是与外界隔绝的象征。

帐篷

帐篷是游牧民族的住所，具有很多象征意义。《旧约全书》中写道，以色列的游牧部落为上帝保留一个帐篷（类似神龛），这成为神庙的原型。像神庙一样，许多人相信帐篷是神显灵的地方。在很多文化中，帐篷的支柱跟柱子的象征意义一样，代表天地之间的连接。

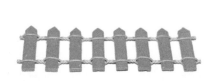

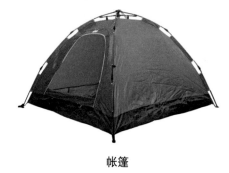

栅栏   帐篷

第六部分

自然现象类

　　人类生活在这个地球上，就要了解地球，从而更好地适应它。在了解地球的自然环境的过程中，人们赋予了自然现象各种各样的象征。这些象征既是人类对外界探索认知的结果，也是人类自我心理的表达。

彩虹

古代人认为，天空中发生的所有自然现象都是神灵活动造成的，因而狂风暴雨之后天空的彩虹则表示仁慈的女神的降临。此外，彩虹横跨天空与大地，人们便将其看作联系天地的纽带。

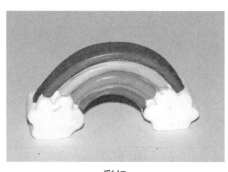
彩虹

南美洲的印加人把彩虹看作是他们的太阳神；而在古希腊神话中，彩虹是长着翅膀的女神伊利斯的象征。伊利斯是诸神的信使，她把神灵的信息和命令带给人类。伊利斯不仅关爱诸神，还将仁慈之心带给人类。在基督教体系中，彩虹代表着上帝的宽恕以及上帝和人之间的契约。据说大洪水退去之后，诺亚登上陆地，天空出现彩虹，上帝和诺亚立下盟约，此次洪水之后，上帝不再惩罚人类。在欧洲，彩虹象征发财的吉兆。非洲人则认为彩虹是天空中飞舞的彩蛇，代表天地之间力量的互动。

彩虹在中国的象征意义不是很突出，有人认为是祥瑞之兆，有人则认为是不吉利的。但是，雨后出现彩虹象征的是风暴之后的平静和成功，所以在沙盘中使用彩虹，可能代表的是心理风暴后的宁静和提升。

洞穴

洞穴是典型的女性象征。洞穴象征着子宫，且与地球的富饶资源紧密相连，进而形成"地下穿行"这一死而复生的主题。洞穴还象征着存在于现实生活之外，隔绝于世。洞穴是人类超越世俗世界的地方，是启发认知以及寻求神灵、逝者、虚幻世界的通道。

海洋

海洋是人类最原始的家园，生命从海洋孕育而出。海洋深奥且极具包容性，常常被比喻为地球的子宫。在许多文化中，创世神话大都与海洋相关。海洋神秘莫测，代表无意识的混沌状态，所以深不见底的大海深处也成为许多象征死亡、超自然力量的神仙鬼怪居住的地方。另外一方面，海洋变幻莫测，其旋涡、海啸、滔天巨浪也是破坏和危险的象征。

河流

人类早期文明大多都是在河流的沿岸建立起来的，因此河流在文化中具有非常重要的象征意义。河流可以是国与国的边界，也可以代表生与死、今生与来世的边界。河流的源头往往是孕育和诞生的象征，而入海口则是死亡与来生的象征。

河流在印度文化中是净化的象征，因此印度人都要去恒河沐浴，洗掉自己的罪恶。中国文化中，河流还有时间流逝的象征，《论语》中记载，孔子在河边说的"逝者如斯夫"就是这一意义的表达。

水是生命的源泉，是繁殖、成长、创造、潜能的象征。水是女性的象征，代表一个人的女性性或是母性性。水往往象征着新生、活力、精力旺盛，当然水也代表危险及潜在的威胁。纯净的水给人以宁静、澄澈的感觉，是精神净化的象征；而浑浊的水则可能暗示求助者的心理健康存在问题，是邪恶和压抑的象征。

湖泊

湖泊象征平静、沉思，后来人们发现湖泊还有反射的作用，于是湖泊有了镜子的象征意义。古希腊神话中，纳克索斯因迷恋自己水中的倒影，坠湖而死，最后变成水仙。印度佛教中，湖泊象征创造，也象征向来世的过渡。

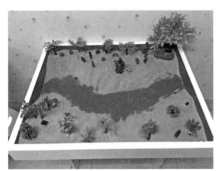

河流

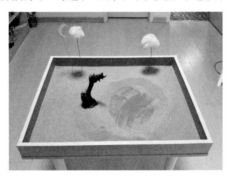

湖泊

火

火的象征意义非常广泛，它既可以象征温暖、光明，又可以代表毁灭、混乱；既可以象征亲密的爱与激情，又可以代表仇恨和复仇之心。很多创世的神话，都与火相关，它可以在天堂上发光，也可以在地狱里燃烧。在沙盘游戏中，火堆一般代表温暖和光明，代表求助者无意识中的能量。

火炬一般象征光明的引领。另外，火炬可以像接力棒一样一个一个传递下去，所以火炬代表生命的永恒。当火炬朝下时则代表死亡。

火山

火山常常象征神的愤怒，但也是光、能量和肥沃火山灰的来源。心理学上，火山象征着心理的不稳定和即将爆发或正压抑着的能量。火山等具有可以毁灭一切的力量的事物，往往既代表死亡，又代表新生。

沙漠

沙盘若以沙漠为背景则可能是求助者心理贫瘠、无望的象征，是求助者心理状态的体现。求助者对沙漠形成原因的解释投射出其心理问题产生的根源。由于沙漠没有其他可以让人分心的事物，因此也具有清净、启示、纯洁等含义。沙漠中充满艰难、危险，因此也是阻力和困难的象征。

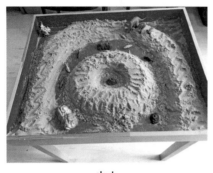
火山

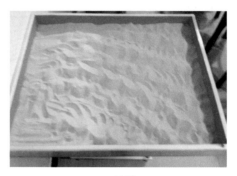
沙漠

　　若沙漠中出现骆驼，说明求助者可能正在寻求外力的帮助，以求逃离当前的困难局面，而沙漠上的建筑却可能是危险的象征。绿洲的出现可以认为是求助者的希望所在，象征着新生、力量。穿越沙漠是挑战困难的象征。

　　山

　　山象征着恢复力、支配地位和彻底拒绝屈服的气派。许多人认为山还象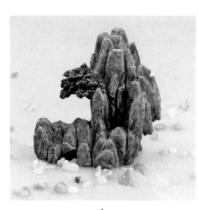征着圣洁，它们向着天国耸立，是最接近神灵的地方。从象征意义上来看，到达山顶象征着彻底的觉悟。山又常为男性的性象征。而山谷则是肥沃、和平、安全的象征，山谷有时也被解释为女性的性象征。沙盘作品中如有加重对山谷的刻意制作，其象征可以理解为一种庇护、母性。

　　在沙盘作品中堆起一座山，可以使求助者感觉到确定目标时的激动心情；将人物置于通向山巅的路途中，则象征着其正在为实现这种抱负而艰难地努力着，象征着迈向精神自治的更高领域。

山

　　卡尔夫认为山是隆起的，具有孕妇隆起的腹部的意象，因此是母亲的象征。当山上出现某些情境时，可能代表求助者与母亲之间的关系。

　　闪电

　　闪电的象征多与神灵的启示有关。在西方文化中，人若被闪电击中，则象征着会有新的开始，而若被闪电击中并死亡，则代表直接进入了天堂。不过，中国文化中，闪电击中人往往是代表上天惩罚的意义。此外，闪电还有象征时间变化快的含义。

森林

森林是自然世界中最早让人类联想到精灵与神仙住所的地方。在澳大利亚，瓦勒皮里人认为世上的幽灵都聚集在森林里，而且绝大多数都是邪恶的幽灵。有光束照进的森林象征未知与死亡。在基督教中，森林属于"难以驾驭的自然"，因此森林被视作异教徒聚集的地方，同时它也象征人性没有灵魂照明迷失在黑洞中。然而在亚洲，森林却是进行精神修炼、沉思、冥想的地方；传统印度文化中认为居住在密林中的隐士是修行的表现。

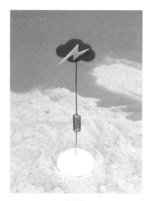

闪电

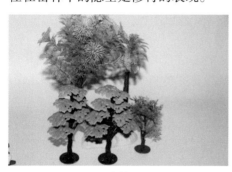

森林

森林本身是荒野中的自然，缺乏人类秩序，被认为是不安宁和危险的。森林因其不可捉摸，故又令人产生一种迷茫之感，当然也是等待开拓的、多少有些令人不安的地带。

在分析心理学中，森林象征着集体无意识。森林是黑暗、未知的领域，是可怕的野兽出没的场所，正如无意识世界一样，充满了野蛮的、不受欢迎的本能冲动。原始森林代表阴暗、深沉、根深蒂固的生殖力。

太阳

太阳拥有光与热，而与之相对的雨露能够滋润大地，二者的共同作用使得大地充满生机。太阳的能量与创造力很强，所以通常代表男性。由于太阳至高无上的位置与强烈的光芒，许多文明中都出现了太阳神（多为男性神）崇拜，并且想象太阳神能够洞察一切。如印加人认为太阳是他们神圣的祖先，他们建造的太阳神庙，也是用与太阳颜色相近的黄金来装饰的；在基督教传统中，太阳代表着上帝，表示上帝的公正与造福人类；在印度教中，太阳象征人类自身高层次的自知。

但是不同时间的太阳给人的感觉又是不一样的，比如早晨的太阳是朝气蓬勃的，而夕阳则带有凄凉之感。在沙盘游戏疗法中出现太阳，可以进一步确认是什么时候的太阳，从而进一步了解求助者的心理状态。此外，太阳也具有指引和目标的象征意义。

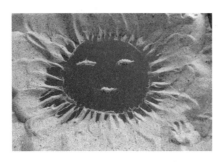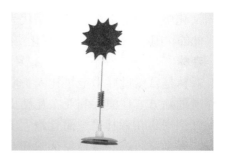

太阳

星星

　　星星具有特殊的向导和守护神的象征意义。许多人认为星星是神灵的眼睛，代表着命运和宇宙能量。星星也代表着求助者心志，并具有指引方向的意义。经常会有求助者将有星星的玻璃球体放在沙盘内，可能会使沙盘五颜六色，这象征着希望和智慧、光明和喜悦。

月亮

　　月亮与太阳相反，因其比较阴柔，故而通常代表女性。由于月亮的相位及其在空中的位置总是不断发生变化，所以月亮的象征之一就是反复无常，但同时又是复苏、不朽与一切事物自然循环的象征。另外，月亮还代表自然界中的黑暗势力与神秘的一面，据说月亮女神可以控制人的命运。

　　由于新月能够有规律地慢慢变成满月后再变回新月，所以它是形式世界变化的象征，代表新生，也代表可以任意转化形状的神奇力量。新月优美地划过夜空，因而人们把它当作光明之船的象征，让它载着人的心灵从黑暗奔向黎明的曙光。此外，新月还是伊斯兰教的标志。新月和星星在一起的图形是君主与神灵的象征。

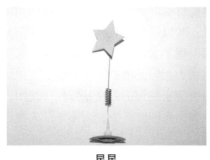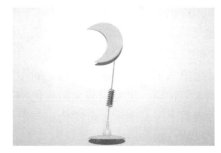

星星　　　　　　　　　　　　　　　月亮

云

　　基督教文化中认为，出现云彩象征上帝在此显身；而中国人则认为出现"紫色祥云"象征着吉祥好运。在一些文化中，云也代表忧郁、阴暗。人们还用"云里雾里"来形容迷惑不解的样子。在古希腊，人们认为天空中的云朵是阿波罗驱赶的羊群；然而在北欧神话中，这些云则变成了引导阵亡灵魂进入天堂的女神瓦尔基里的战马。

雪花

触手即融化的雪花代表着短暂、无常，此外也象征智慧、真理、冷酷与纯洁。

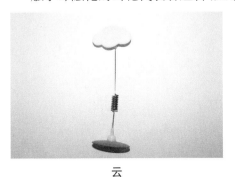

云

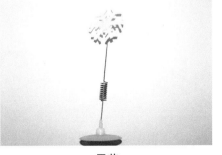

雪花

第七部分

符号与数字类

螺旋

螺旋从简单的圆点开始，以顺时针或逆时针的方向伸展，因此它与运动、能量和成长相关。在远古时代，螺旋就开始被广泛使用，它象征月亮、周期性发展、退化和进化、复苏和更新。它也跟女性的性能力和生育能力密切联系。在很多文化中，螺旋还代表人死后灵魂的旅程。

卡尔夫认为，顺时针代表走向将来，逆时针代表回到过去。结合上述象征，由外到内逆时针的螺旋可能代表能量的退行和指向内心，由内到外顺时针则代表能量指向外部和将来。

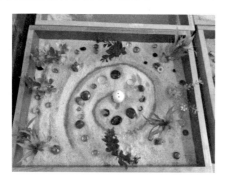 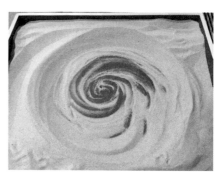

顺时针螺旋　　　　　　　　　　逆时针螺旋

曼荼罗

曼荼罗是梵语"mandala"的音译，又写作"满荼罗"、"曼陀罗"等。其基本图式是车轮轮辐集中于车轴，如万象调和、共生并集于一个精神中心，具有成就、圆满等特质，所以又被译为"聚集"、"中围"、"轮圆具足"等，引申为"佛智慧的生成和彻悟的本质"。曼荼罗在实际宗教仪式中，通常被作为敬礼、供养菩萨的道场，因此又称为"坛"、"坛城"、"道场"等。

早期佛教有选择一定区域进行修行的习惯；或者为了摆放重要物品并避开各种不净的事物，佛教徒常常会划出圆形、方形、三角形的区域，或建立这些形状的土坛。这些基本的几何图形所规划出来的区域，就是曼荼罗（或坛城），是密法修行的道场。曼荼罗最初的做法一般是堆积泥土后，并使其表面平坦，再于表面涂上牛粪，使之巩固。在这种坛中，修行者进行神圣的宗教仪式。

曼荼罗的形状由圆形、方形等几何图形构成，展示了宇宙万物如圆一样无始无终、迁变流转，又如方形般永恒、稳定、坚固。藏传佛教认为，曼荼罗的中心就是宇宙能量的汇聚点，离这个中心越近，修持者能量越强，心灵境界越高。在修持时，修持者观想自己从曼荼罗殿外进入，逐步到达中心区域。在这里，能够藉由佛法的智慧开启自己内在心灵的小宇宙，并将其与外在无限的大宇宙融合为一，亲身感受到"梵我如一"的成佛境界。这样就能唤醒身体内无限向上的生命力，达到修持的最高层次。因此，曼荼罗所代表的是佛教的最高智慧，也是佛法教义的核心。

据荣格自述，大约在1918~1919年期间，他每天早上都会在记事本中画出一个小的图形，即曼荼罗。荣格认为曼荼罗可以对应自己的内心状态，通过这些图形的帮助可以体察自己心灵的转变，因此曼荼罗的意义是"开成、转变，内心世界的恒久反应"。换言之，在绘制曼荼罗的过程中，绘制者可以觉察自己内心的变化，进而可以促进心灵的转化和改变。

1927年，荣格做了一个梦，受到这个梦的启迪，他绘制了一个自称为"永恒之窗"的曼荼罗。一年后，他又绘画了一个曼荼罗，其中心是一个金碧辉煌的城堡，这幅曼荼罗很有中国风格。此后不久，荣格收到了韦德海默的信，并获得了道家炼丹术的抄本。1928年，荣格在他的第二张曼荼罗下面写道："1928年我作此画时，呈现出金色的坚强城堡——韦德海默寄给我千年以上的中文原文，那金黄的城堡，即不灭身躯的根源。"

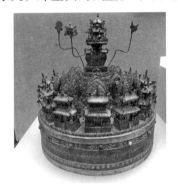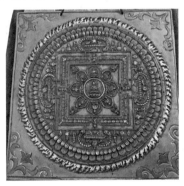

曼荼罗

三角形

三角形由于隐含了"三"这个神秘的数字，因而在神话中可以代表基督教中"三位一体"的思想。三角形顶点向上的图形，象征上升至天空，同时代表"火"，以及主动的男性法则。而倒三角形，也就是顶点向下的三角形，体现的是从天空向下降落的优美感，还代表的是"水"，及被动的女性法则。

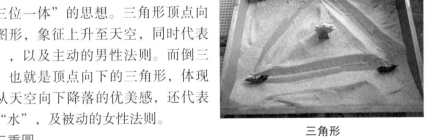

三角形

三重圆

三个有交集的圆代表的是巫术崇拜，即三性女神（处女、母亲、老妇），三个形象也分别代表身体、思想、灵魂，还可代表男人、女人、小孩。

三野兔

虽然中东地区和英国相距甚远，但人们在这两地却都发现了具有三只野兔被圆圈围绕的符号的物品，中国敦煌的石窟壁画中也出现了同样的图案。这种符号的特色是三只野兔（有时是家兔）围绕圆圈互相追逐，在外形上看，每只兔子都和另外一只兔子共用一只耳朵，因此三只兔子好像一共只有三只耳朵。这个符号可能和生殖力及月亮运行周期的象征性有某种神秘的关系。

此外，还有三条鱼共用一个头的符号，这可能是基督教"三位一体"的象征。

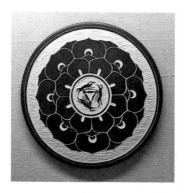 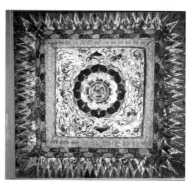

三野兔

十字架

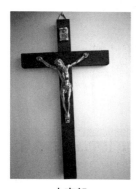

由于耶稣最终是被钉死在十字架上的，因此十字架也是耶稣的象征。据说耶稣受难之前曾拖着沉重的十字架一路走向刑场，所以十字架也是沉重的精神负担的象征，或者说是负罪感的象征。

十字架有很多形状，一般都是横臂位于纵臂偏上部的正十字架。还有一种横臂在下的倒十字架，据说是圣彼得的象征。圣彼得也曾被钉死在十字架上，但是圣彼得认为自己不配跟耶稣一样，因此使用了倒十字架。因此，倒十字架也有认为某事或某人不配或羞辱的象征意义，甚至有些时候是魔鬼撒旦的象征。

十字架

数字

数字背后会隐含很多故事或象征意义，比如我们说"一"，其实很多时候并非是说"一"这个数字，而是象征"开始"，所谓"一元复始，万象更新"即为这个意义。在沙盘中，当然不能简单地从放一个数字沙具的角度去理解这些数字的象征意义，也不能以数沙具的方式去理解数字的意义，而是应该在确定了相应数字具有象征含义后，结合某一沙具组合，去理解数字的象征意义。

"一"一般具有开始、完整的象征含义，老子说："道生一，一生二，二生三，三生万物。"这里"一"就有代表"有形之物开始"的意思。在伊斯兰文化中，"一"也是开始的象征，并以"一"象征伊斯兰教的主神安拉。"一"还代表人类，代表人类是地球上唯一直立行走的动物。独角兽的一个角象征的是力量与纯洁。独眼巨人则代表的是蛮力。

在西方社会，"二"代表差异，存在无序或可能隐藏的邪恶，所以西方人认为每年的二月二日都是不祥的日子。在中国文化中，数字"二"象征着两极的对立，同时也象征着将对立融合，以及阴阳协调和对立统一。

在一些宗教中，"三"被视作神圣的数字，如古埃及神话中有三组神（欧西里斯、伊西斯、荷鲁斯）。古希腊、古罗马也有类似的三组神：主神、海神、冥神。印度教信奉"三神一体"，即梵天、毗湿奴、湿婆。基督教里，有"三位一体"的思想，即圣父、圣子、圣灵。古希腊哲学

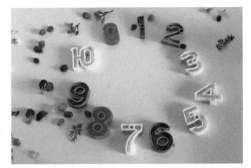

数字

家毕达哥拉斯认为"三"代表和谐，"一加二等于三"中，"一"代表统一，"二"代表差异，"三"既具有统一又具有差异，代表对立统一。"三"还代表多的意思，中国人说"事不过三"，即用"三"来代指"许多"。"三"还是一个充满动力的数字，它时常和许多有始有终的故事相联系。比如在童话故事中，往往要求男主人公完成三个任务，才能赢得公主芳心，获得王位。

数字"四"通常代表完整和稳定，而且在大部分文化当中与大地有关，因此它常指向现实状况。"四"还代表四方、四季，在西方文化中还可代表"四元素"（古希腊人认为世界有水、风、土、火四种元素组成）。荣格提出了"四位一体"的说法，就是在纯阳的"三位一体"的基础上加入阴性"撒旦"，他认为这样才是完整和整合的，是自性的象征。

数字"五"可以代表人，因为人的头部和四肢正好组成一个"五角星"。玛雅人则认为"五"代表玉米之神，因为玉米的种子种下后一般五天发芽。在伊斯兰教文化中，"五"是一个特别重要的数字，"五大支柱"代表教徒的五大职责。在汉族文化中，"五"是一到十的中间的位置，而且是"阳数"，因此具有事情过半和吉利的象征。

数字"六"经常与六边形和六角星等联系起来，其中六角星是具有魔力的大卫星的形状。

在很多文化中，"七"代表全部、完全，"三加四等于七"中，"三"代表神灵，"四"代表大地。在犹太教、基督教和伊斯兰教文化中，"七"代表事物的"完整"，它令前六个事物趋于完美。犹太教的圣烛台有七个分支，象征着上帝用七天创建了世界万物。

佛教文化中认为"八"代表法轮的八条辐条，象征着达到生命的圆满。

中国文化中认为，由于"九"是最大的个位数，因而象征着顶端、最高。印度教文化中则认为"九"是梵天大神的数字。犹太教文化中认为"九"代表真理与智慧。

在古希腊神话中，"十"代表一个完整的周期。中国文化中，"十"也具有完满、全部的象征意义。

太极图

中国古代用阴、阳代表宇宙的二元性，太极图则是表示阴、阳对立统一的标志。在太极图中，阴中有阳，阳中有阴，表示好与坏、男与女、左与右相互依存。荣格认为，这种善恶对立一体的意象往往是自性的象征。

同心圆

一组同心圆，一圈套一圈，这样的图形往往被当作宇宙的象征。

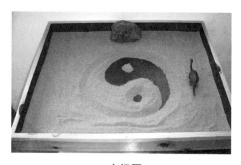

太极图

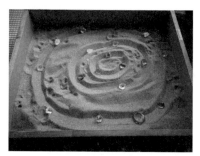

同心圆

"卐"形符号

在中国、印度、欧洲等地的许多古文明中，"卐"都是常见的装饰性符号。在梵文中，"卐"的意思是福祉，是象征好运和吉祥的记号，尤其是用在人身上或东西上时，便意味着吉祥如意，比如很多佛像的胸口部位就有"卐"形符号。在印度教中，"卐"也代表宇宙起源的法则，或是创造力。旋转的四条线代表感官世界的四个方向，或代表大梵天的四张脸。

五角星

五角星的形状就像圆形一样无始无终，因此被当作完美与整体的象征。五角星是耶稣出生地伯利恒的标志，同时也是指引并保护亡灵进入极乐世界的标志。此外，五角星还代表耶稣受难时身体上留下的五处圣痕。

鱼形符号

传说椭圆形的鱼形符号曾被当作基督徒之间的秘密符号，并在当时被用以躲避罗马人的迫害。后来，鱼形符号便成了耶稣基督的象征。

圆

圆无始无终，通常代表完整、永恒与完美。圆还可以代表生命的循环。

卡尔夫认为，中心感对个体来说是一种神圣的体验，因为那是一种和人类与生俱来的宗教力量进行接触的体会。天主教的弥撒意识中，提着香炉的祭司围绕祭品转三圈，其中逆时针两次，顺时针一次，藉此净化祭品，使其转化为神圣的物品献给上帝。圆圈代表着一种转化的历程。此外，圆圈本身，特别是绕着中心点的圆圈，在一些文化中也具有神性的特征。荣格曾经在其《心理与宗教》一书中写道："自古以来，有中心点的圆一直是上帝的象征，因为它表明了上帝化身的完整性：一个圆点在中央，并且由一连串的点构成圆周。……从心理学的角度来看，这种配置方式等同于曼陀罗，因此是一种自性的象征，它不只是个别自我的参照点。"

正方形

正方形代表大地。此外，正方形又是可靠性、诚实、正直、隐蔽之所与安全性的象征。在印度教中，正方形的使用频率很高，这是因为印度文化中认为它代表宇宙神灵的指令，同时还代表对立面之间的平衡。

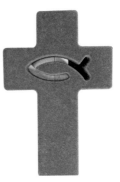

鱼形符号

第八部分

其 他 类

（一）家具、工具

大锅

独立的大锅也是一个跨文化的原型象征。在欧洲文化中，它具有神秘魔力。在卡尔特神话中，有三种大锅：丰饶大锅（有取之不尽的食物），牺牲大锅（用于溺死老去的国王），复活大锅（国王可以在里面复活）。

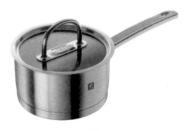

锅

在中国文化中，古代的锅又称为鼎，是权势和名望的象征，因此有"钟鸣鼎食之家"的说法。传说中，大禹制作了九个鼎，只有帝王才可以拥有，因此这也是王权的象征。

从心理学上讲，锅还有子宫、母亲的象征。

灯笼

灯笼点燃后既可以照明，又具有很强的装饰性，因此灯笼是温暖和光明的象征，在中国还有"吉祥如意"的象征意义。

镜子

在西方文化中，"思考"的含义就是用镜子扫视天空和星星。许多人还认为，镜子是可以预测未来的。而在中国文化中，镜子有自我反省的象征，唐太宗李世民就曾经说过"以铜为鉴，可以正衣冠"。在中国古代传说中，人们认为镜子可以照见事物真相，所有的妖魔鬼怪在特殊的镜子——照妖镜——面前都会显出原形。此外，镜子还是婚姻的象征，"破镜重圆"则是感情重归于好的象征。

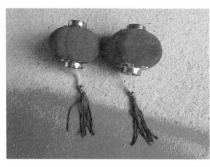

灯笼

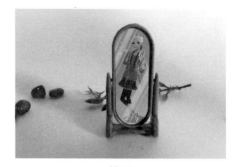

镜子

罗盘

罗盘通常被用于指引方向。罗盘象征航海、探险、安全范围、港口，同时也可以代表宇宙和天堂。

扫帚

在非洲农业社会，扫帚被视为神物。在古罗马，人们在葬礼之后用扫帚打扫房间，清除邪气，这象征新的开始。中国人迎接新年时也会用扫帚打扫卫生，以示除旧布新。

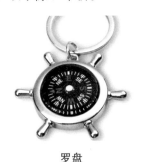

罗盘

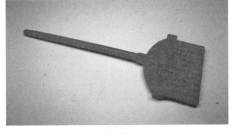

扫帚

沙漏

沙漏表示时间的流逝，也可暗示人类按自然规律难逃一死的事实。由于沙漏的使用者必须将其来回倒置，所以沙漏又是生命与自然界轮回的象征。沙漏中的沙子悄无声息地慢慢洒落，就像时间慢慢溜走一样，因而会引起人的忧伤之感。孩子们喜欢沙漏，往往是喜欢沙子流动的感觉。

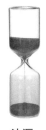

沙漏

伞

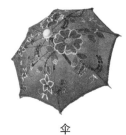

伞

伞是保护的象征。张开的伞可以理解为现实中对保护力量的依赖，而闭合的伞则可能只是象征一种可能或准备。伞所保护的往往就是求助者认为最为重要的人或事物，可以是自己，也可能是老人，或是子女，抑或财产。有时，伞所保护的也可能只是一种精神。伞也可能是男性性的象征。

梯子

梯子是神话中最常见的道具，它经常象征对个人完善的成就。关于梯子最为常见的象征之一是连接天地，基督教中有雅各在逃亡中梦见天梯的传说。雅各梦见的天梯代表物质世界与精神世界的交流，无意识与意识之间的沟通。在伊斯兰教中，相传默罕默德也曾梦见天上降下天梯，并认为只有坚定信仰的人才能顺其而上面见真主。中国藏族许多地区的风俗中，人死后会在岩石上画上梯子，象征灵魂从梯子进入天堂。

天平

天平往往代表公平、公正。古埃及人认为，人死后要到欧西里斯那里用

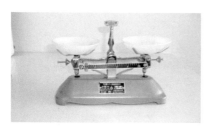

天平

玛特神的羽毛来衡量人灵魂的质量，从而判断这个人生前是否做过亏心事。

望远镜

望远镜是航海的标志，它最大的功能是让人看得更远，因此其象征看清事物。此外，望远镜也有男性生殖器的象征。

椅子

椅子提高了就座者的位置，因此跟地位和权威有关。在古罗马，皇帝只能坐板凳，而王座留给至高无上的神灵。在如今非洲的部分地区，椅子依然是王位的象征。

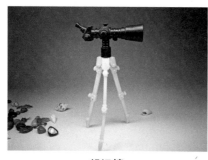

望远镜

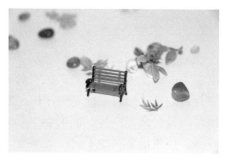

椅子

油灯

涂油礼是古希腊、古罗马与基督教的一种宗教仪式，油灯通常被用作涂油礼时盛油的用具，因此油灯有供奉、奉献和智慧的象征意义。在黑夜之中，灯火给人们指引前进的方向，减少了人们的恐惧，增加了前进的动力。从心理学角度分析，无意识犹如漫无边际的黑夜，让人们难以找清方向，而照明物为人们自我心理的探索带来了光明。

灯不仅为活人指路，也为死者的灵魂升入天堂而指路。在中国，有时人们会在死者灵前放置长明灯，这种习俗以及元宵佳节挂灯笼、放荷花灯等风俗，都是引领灵魂的意思。

在沙盘游戏中，若出现照明物，则可能象征着制作者找到了未来的方向和希望，具有了精神的追求。当灯塔等出现在沙盘中时，这有可能是治愈的象征。

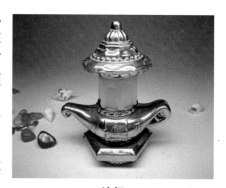

油灯

圆规

在中国文化中，圆规和矩尺是规则的象征。在共济会（18世纪英国的一种带有宗教色彩的兄弟会组织）中，圆规象征上帝在勾画世界的蓝图。圆规两条腿相联系，因而也可代表男女的结合与生育。

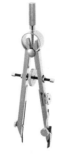

圆规

钟

丧钟是宣告死亡的信号，丧钟响起则是为了提醒人们亡灵正在进入另外一个世界。古时有人还认为钟声可以吓走邪灵。在中国文化中，钟是报时机器，新年钟声代表着新年的开始。

面具

在宗教仪式活动中，面具代表隐藏与转换的寓意，使佩戴者更接近神灵、精神或动物本能的智慧。而在生活中，面具则往往代表对内心的隐藏。

羽毛

美洲土著用羽毛装饰华丽的头饰，他们认为什么鸟的羽毛就具有什么鸟的魔力，其中，鹰的羽毛是最珍贵的羽毛。

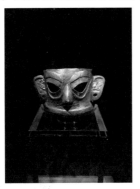

面具

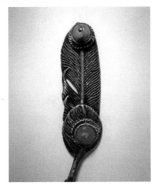

羽毛

（二）交通工具

船

在水上的行船，可能象征着借助生命本源的力量，尤其是使无意识本能力量达到目的的愿望及努力。动力船往往表达一种力量感、财富感、竞争感或旅行感。船在海上航行也是一种浪漫的象征。由于渔翁特定的象征意义，渔船与

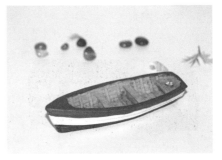

船

渔翁往往结合在一起用于象征在无意识中进行深入探究的愿望的动力；而由于摆渡者通常是智慧老人的象征，因此渡船也可能被附加上智慧的含义。轮船远航进入广阔的海域是超越的象征。

飞机

飞机往来于天地之间，因而象征着与天地、父母之间联系的平衡情况，

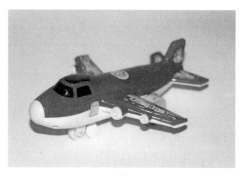

飞机

象征着包容性和分离性之间的平衡。沙盘作品中出现飞机，如果求助者解释时说明自己仅仅是一名乘客，则象征着快速实现目的的愿望；如果说自己是飞机的驾驶员，则表现了求助者正在进行一项具有冒险性的事，并在试图控制局面，这体现了求助者对自己能力的估计；如果说飞机失事，则可能隐含着求助者对自己的否定或愿望的破灭。

在卡尔夫的个案中，也曾有出现飞机的情况。卡尔夫认为，轰炸机代表着强烈的攻击性，但是当在飞机前出现跑道时，便意味着这种攻击性具有了宣泄的通道。飞机进入跑道、即将起飞也是超越的象征。

火车

沙盘作品中出现的火车既可以是停靠在站台上，也可以是处在行驶状态中，这说明了对这种外力不同的利用状态。求助者解释作品时，认为自己是否在火车上，是否赶上火车，这表明了求助者对机遇的把握。如果出现火车处于轨道转弯处的状况，可能说明求助者正处于人生的转折点；而若是火车驶入隧道，则可能象征着求助者对回归母性的愿望。

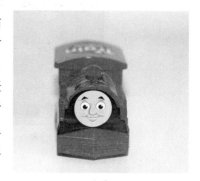

火车

军用车辆

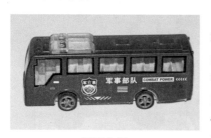

军用车辆

军用车辆在表现战争主题的沙盘作品中经常出现，常见的车辆类型有坦克、军车、战斗机等。由于这类沙具的使用与战争主题密切相关，因此除了力量的象征外，更主要的是表现了求助者内心的矛盾，象征着攻击性和毁灭性。有时军用车辆被求助者当作普通交通工具使用，这可能投射出求助者模糊

的自我意识之外，还具有自我保护、自我壮大的意愿。

汽车

汽车是非常便捷、快速的交通工具。沙盘作品中出现汽车，可以理解为求助者善于利用外界力量的支持去达到自己的目的。汽车由自己驾驶还是由别人驾驶，这反映了求助者对控制自己能量发挥、把握奋斗目标的水平的判断。汽车数量的多寡反映了求助者心理能量的强弱、持续性等问题。汽车方向是对立的、分散的还是一

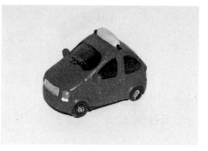

汽车

致的，这反映了求助者动力方向的一致性问题，同时，还可以反映求助者的内心体验是有序的还是混乱的。

汽车是使沙盘作品呈现动态的重要标志，是求助者积极心理发展变迁的象征，沙盘作品中汽车的运动可能表征求助者的运动和成长。车库中的汽车或停在一边的车辆是静止的，可能是一种财富的象征，当然也可能是心理状态处于恒定状况的表现。私家车和公共汽车的区别又反映了求助者的人际交往态度及状况。

不同类型的车辆也具有不同的象征意义，比如消防车灭火、垃圾车收集垃圾，这都意味着无意识的自我"调节"；而一些建筑用车，则可能是自我成长、自我重建的象征。

自行车

沙盘作品中出现的自行车可以被视为求助者自我心理状态的表现。自行车是静止的还是运动的，离目的地远还是近，通过这些因素可以看出求助者对自己的现实力量与理想之间距离的感受与估计。

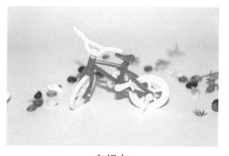

自行车

（三）武器

武器是冲突、矛盾的用具，是攻击性的象征，也是自我保护、防御的象征。武器既可以是创造性的，也可以是毁灭性的，因此其象征意义也并非是绝对的正面或负面。有些武器还与真理、意向及其他优秀品质相关。沙盘作品中武器的出现一般可以理解为攻击或防御，但如果武器与其他一些与性象征有关的物品（如剑、蛇等）同时出现时，则可以从性的角度予以理解。沙盘作品中出现武器还可能说明求助者生活得紧张和焦虑。

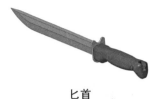

匕首

古时候，在宗教仪式上，人们用匕首来宰杀祭祀所需的动物或人，因而匕首往往代表流血、杀戮、死亡、濒临死亡或告慰神灵。

匕首

长矛

古人以折断长矛的动作来羞辱敌人，这一动作代表挑战、示威。从长矛的造型来看，长矛有男性生殖器崇拜的色彩。同时，长矛也被赋予了宗教意义，基督教中的"命运之矛"，便指的是罗马士兵刺入耶稣身体之内的长矛。在中国文化中，矛和盾分别代表了攻击和防御。

盾牌

盾牌的功能和象征均有防护的意义，盾牌还代表女性的贞洁和力量，人们常常将它与古希腊神话中的雅典娜女神联系起来。精美的盾还标志着持有者的身份和地位。

斧头

在西方的神话传说中，斧头往往是制造雷电的工具，或是保护庄稼的有力武器。一般意义上讲，斧头是权威和力量的象征。

弓箭

弓箭是狩猎的工具，箭曾经是一种男性生殖器崇拜，而像新月一般的弓则可以代表女性生殖器。现代社会中，弓一般代表能量与纪律，箭则代表闪电、雨水或权力。

枪

枪是男性生殖器崇拜及男性进行攻击行为的典型标志，枪的弹射能力可以代表男子气概和男性的射精动作。在很多艺术作品中，枪都会被用来增加人物的男性特点。

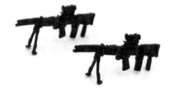

枪

（四）颜色

白色

白色代表纯洁、童贞与超然，婚纱的颜色通常就是白色的。在阿拉伯国家的一些地区，人们认为白色是光的颜色，是吉利的。许多中国西藏人认为，白色代表位于世界中心的圣山——须弥山的颜色，象征精神升华至大彻大悟。而有些中国汉族人则认为白色是哀伤的颜色，汉族人的丧服一般就是白色的。在非洲，白色也是亡灵的颜色，但据说它能赶走死神，因此也跟治病有关。

黑色

很多西方人认为，黑色是悲痛、死亡和阴间的象征。阿拉伯人也认为黑色是不吉利的，并相信黑狗可能给家人带来死亡，他们施魔法也要使用黑色母鸡。不过，黑色有时也是权力和威望的象征。在古埃及，黑色是代表复苏和永生的颜色，据说这一说法源于新生命总是从黑暗中诞生的现象。在印度文化中，黑色可以代表时间，同时又是破坏女神的象征。

蓝色

不管是天空还是大海，蓝色总是让人容易联想起开阔的空间，或者与无穷无尽的、原始的、空灵联系起来。天蓝色可以象征男性的本质、远方和男神。在古埃及，男神和国王的形象常常带有蓝色的胡须和假发。印度教中，克利须那神也被描绘成蓝色。此外，平静幽深的海水象征女性本质。作为安宁和纯洁的象征，蓝色还是圣母玛利亚的代表颜色。同时，蓝色也可象征沉思、内省和怀念。

绿色

绿色是植物的颜色，可以代表觉醒、开始和成长。在中国，绿色是春天的象征。而古埃及人则敬畏绿眼睛的猫。在中世纪的欧洲，绿色象征魔鬼，穿戴绿色是不吉祥的。在炼金术中，秘火或火灵魂被想象为半透明的绿色石头。在伊斯兰教中，绿色是最重要的颜色，它代表和平。相传穆罕默德就经常穿绿色的服饰。

红色

在古代，红色的象征多与自然界的生命力相关，人的脸色会因为愤怒或激动而变得通红，眼睛也会因为过激的情绪而变红，因此许多人相信红色可以唤起力量。在盎格鲁—撒克逊时代，人们认为红色可以驱邪，因此树木、动物头上都会被涂上红色，甚至武器上也会被涂上红色，这和中国古代文化有相似之处。

红色还和爱情、生育有关。在古罗马，新娘带上热烈的红橙色的面纱。在中国，结婚礼服和盖头都是红色的；孩子出生时，人们还会收到蛋壳被涂为红色的鸡蛋。在印度和西方的传统文化中，红色一直被用来代表激情或色情，或者代表高能量和高速度。

红色也可代表危险（最严重的危机会用红色来标示）、愤怒、攻击或邪恶。在古埃及，红色被认为是被诅咒的颜色，与毁灭之神赛特有关。

黄色

黄色与黄金的象征意义紧密联系，代表太阳和生命的原动力。在墨西哥的宇宙论中，大地的"新皮肤"是金黄色的。在中国古代，黄色代表宇宙的中心，是皇帝专用的颜色。澳大利亚土著居民用黄赭石代表死亡。

紫色

在中国，紫色代表北极星的颜色，是吉祥、高贵的颜色。自东汉末年至明朝时期，中国只有高级官员（隋唐时期为三品以上）才可以穿紫色服装，其次为红色，末等为绿色。佛教中把紫色看作神圣的颜色。在西方历史上，由于紫色衣服成本较高，只有富人才能买得起，因此紫色代表王权和祭司。而在泰国，服丧的寡妇会穿紫色衣服。

（五）乐器

音乐与圣歌能唤起人类内心的某种知觉和情感，也能激发出潜藏于集体无意识中的神性倾向。所以，人们常把音乐比作宇宙初创时的声音，而且在许多文化中普遍认为音阶的七个基本音符与光谱中的七种颜色协调对应，因而音乐象征创造力的秩序与和谐。人们往往用音乐祈求神灵的保佑。

乐器是人类情感的表达，是内心情感倾诉的工具。"羌笛何须怨杨柳，春风不度玉门关"的诗句，便很好地说明了乐器的情感倾诉功能。沙盘作品中的音乐往往是通过一些乐器来表现的，有时求助者摆放乐器并非是其本身会弹奏乐器或想弹奏乐器，而是随便摆放的，这就反映了其对倾诉情感的渴望，说明他们期盼有人能倾听自己的烦恼或者喜悦。当乐器与自我像放在一起时，说明这种愿望正在实现；而如果乐器孤立地放置，则可能说明对于求助者而言倾诉只是一种愿望，尚未找到合适的倾诉对象或者合适的倾诉时机。

第九部分

其他常见沙具示意

　　这一部分沙具是生活中较为常见的事物，它们的象征符号不显著，现将它们的名称及图示罗列于此，以供读者参考。

（一）建筑类

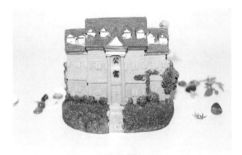

爱情公寓

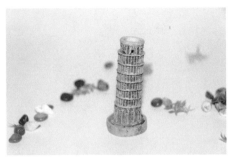

比萨斜塔

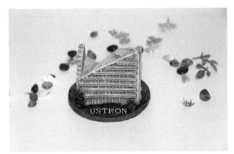

波兰乌斯特龙大厦

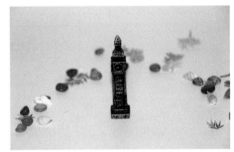

大本钟

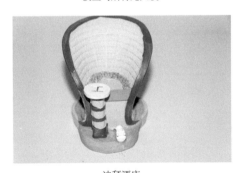

迪拜酒店

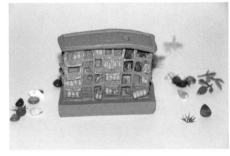

地震后的楼房

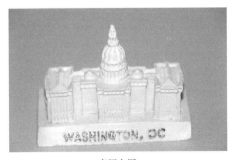

帝国大厦

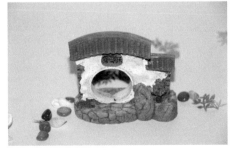

第一洞天

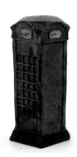

电话亭

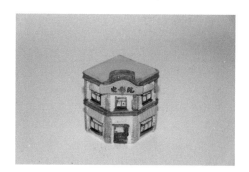

电影院

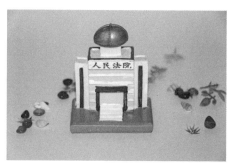

法院

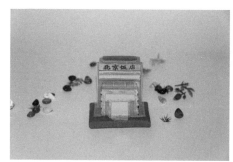

饭店

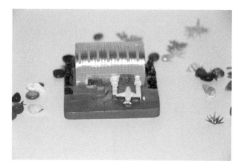

飞机场

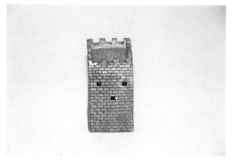

烽火台

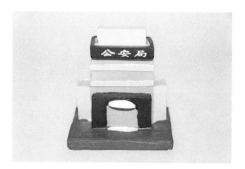

公安局

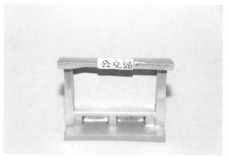

公交站

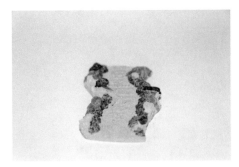

公园路

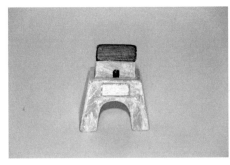

古城门

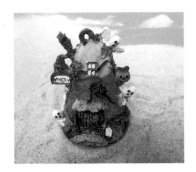

鬼屋

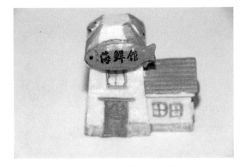

海鲜馆

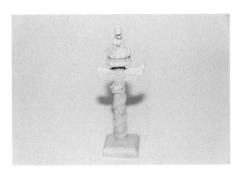

华表

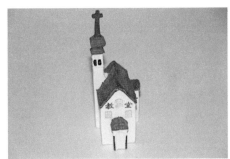

教堂

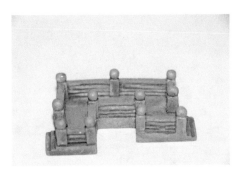

九曲桥

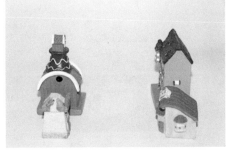

街边商铺

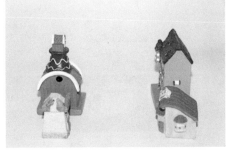

沙盘游戏疗法象征手册■

SANDPLAY GAME THERAPY SYMBOL HANDBOOK

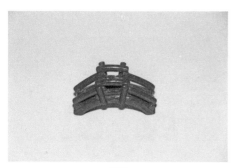

竹桥

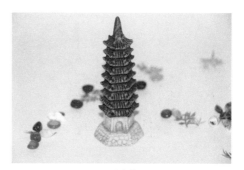

雷峰塔

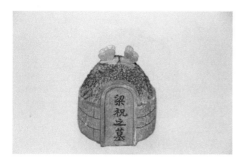

梁祝之墓

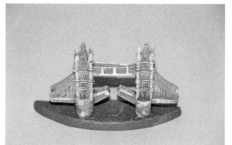

伦敦桥

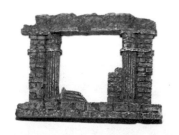

罗马柱

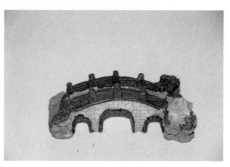

茅亭桥

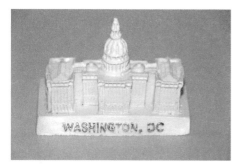

美国国会大厦

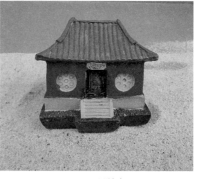

尼姑庵

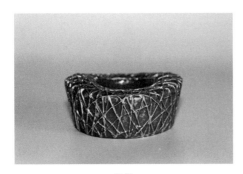

鸟巢

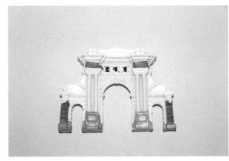

清华园

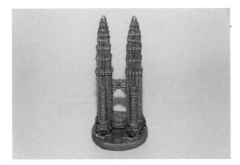

双子塔

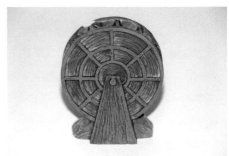

水车

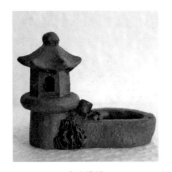

水池塔楼

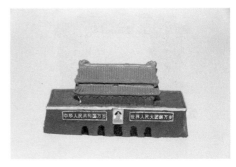

天安门

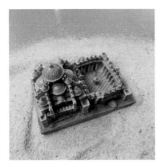

土耳其建筑

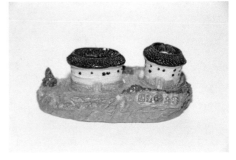

土楼

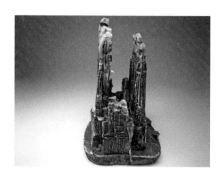

西班牙教堂

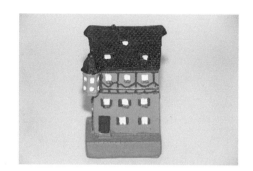

西式楼房

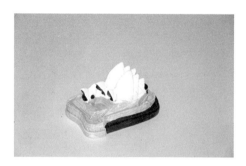

悉尼歌剧院

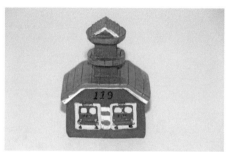

消防局

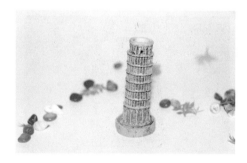

斜塔

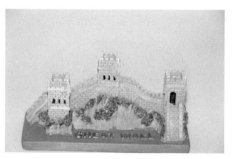

长城

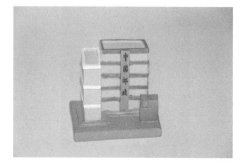

中国邮政

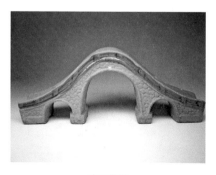

中玉带桥

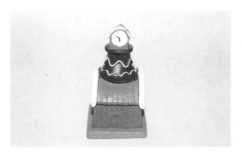

钟楼

（二）宗教及文化类

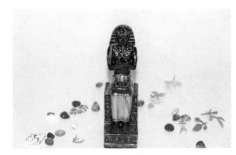

埃及法老像

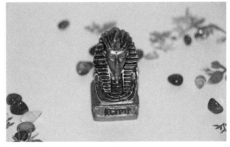

埃及神像女王

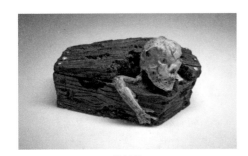

棺材鬼

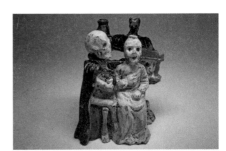

鬼夫妻

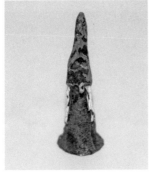

黑面巫师

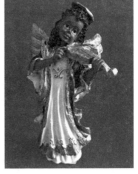

黑天使

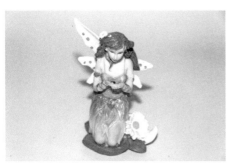

花仙子

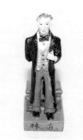

林肯

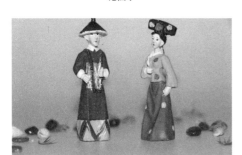

清朝宫廷太监、宫女

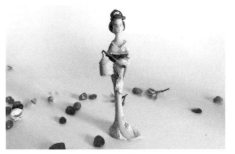

日本艺伎

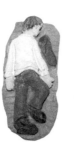

死亡

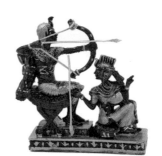

王子打猎

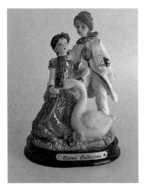

印度婚礼

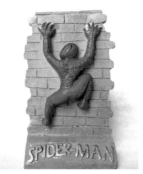

蜘蛛侠

（三）其他类

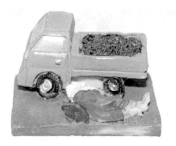

车祸

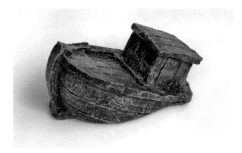

沉船

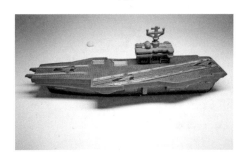

航空母舰

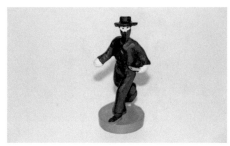

蒙面歹徒

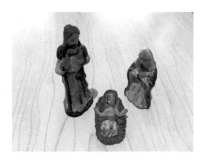

小马槽

附：魏广东关于象征的文章精选

（一）象征是无意识的语言

象征是无意识的语言，无意识只有通过象征的方式才能进入意识、被意识感知到并变成心理事实。

荣格认为，象征可以分为两类，一类是自然的象征，是人与生俱来的一种象征感知，这往往是原型的意象，其根源是远古时代人们遇到的观念和意象，对于现代个体来讲可以说是遗传而来。另一类象征则是文化象征，这些象征一般是为了表示"永恒真理"，这种象征经历过很多次变化，甚至经过一段有意识的发展，才成为集体意象，受到文化社会的接受。

文化的象征也会对人的心理产生深远的影响，他们不仅仅是我们精神组织的主要成分，也是构成人类社会的必要力量，如果没有严重的损失，他们是不能从人类的心理中根除的。当这些象征被压抑或被忽略时，他们的特殊力量就会在无法说明的原因下从无意识中消失。当然，这些象征也还会在潜意识中复生和增强。

那些没有机会表现在意识层面的象征经常可能会成为人类心理的阴邪面，这也是为什么很多人对潜意识和心理学产生恐惧的原因。

现代社会，由于科学知识过于成熟，我们的世界因为远离了内心的象征而失去了人性。人类感到自身在宇宙间的孤立，因为我们开始变得与自然脱离了关系，而且失去了与自然现象之间的"潜意识认同"的联结。打雷再也不是神灵发怒的声音，闪电也不再是上天对人类的警示，河流再没有精灵，树木不再是通天的梯子，蛇不再是智慧的意象，再没有石头、植物、动物对人类说话，更没有人认为对这些东西说话它们可以听懂。总之，人类已失去与大自然的接触，而且失去象征所供应的深奥的感情力量。

不过，这巨大的损失在我们的梦中获得了一定的补偿。在梦中，我们又获得了原始的、自然的直觉和思考。不过，这些直觉和思考以原始的、自然的语言把内容表达出来，我们已经无法理解这些语言了，那些原始的语言让我们感到奇怪和无法理解。只有用现代的语言把这些内容诠释出来，才能消除我们的困惑。

时至今日，我们已经不再相信狼人、吸血鬼、丛林灵魂，我们排斥巫婆、法师等，我们仿佛要清除掉这些迷信的和不合理的元素。不过，人类内心是否能真正摆脱这些原始的东西却是另外一个问题。比如，"十三"这个数字不依然是西方人的禁忌吗？

由于我们讨论的是人的心理，是一个非常复杂的研究对象，因此我们在理解象征的时候，不仅要考虑文化的意义，还要与个人的经验结合起来理解。还是以"十三"这个数字为例，当一个人做了与"十三"相关的梦时，比如十三层楼，或者和十三个人在一起，或者看到某个东西有十三个标记，等等。如果这个人本人一向相信"十三"是一个不祥的数字，那么这个人的梦就会带给他不祥的感受，也可能是不祥的预兆。如果一个人并不认为"十三"是不祥的数字，当他也做同样的梦时，则"十三"只是个个人记号而已，也可能有其他的个人意义。

所以，不要妄图通过背诵象征的知识来理解求助者。每一个人都是独特的，象征对于这个人的意义来说也是独特的。

尽管如此，了解一般的象征意义也是必须的。比如，太阳是光线和温暖之源，同时它又是有形世界的中心点，因而它象征着生命的赋予者，它是神性的，或者是代表神性的意象。在耶稣教里，太阳常常被比喻成耶稣。生命的第二个源泉是水，因而水也有生命的象征。在耶稣教中，水除了象征生命外，还常被比喻成耶稣基督腰部伤口所流的血。

诸如此类的象征，心理治疗师都是要学习和了解的，所以从事解梦、解读沙盘、解读绘画的以分析心理学为理论基础的治疗者要多阅读神话、宗教、童话等典籍，从中汲取象征的知识。

（二）如何对待沙盘游戏中的象征

不少人讲沙盘游戏也好，做沙盘游戏也好，都强调"陪伴"，所谓"陪伴就是很好的治疗"。那么，沙盘游戏治疗师要不要懂象征？陪伴和懂象征之间有什么关系？如何积累象征知识？如何运用象征知识？这些问题我一般在我的课上都会有所解答，现在把这些内容写出来分享给大家。

首先，要不要懂象征？

这个答案是毫无疑问的，沙盘游戏本身就是用象征的语言表达心理，治疗师与求助者之间是用象征的语言沟通（不一定只是说话，心灵的沟通也是沟通）。如此说，象征知识是必须要懂的。沙盘游戏创始人卡尔夫也说，沙盘游戏治疗师"必须"对沙盘中的象征和隐喻有所理解。

其次，为什么要懂象征，懂象征和"陪伴"之间是什么关系？

"陪伴"不等于糊里糊涂地看着求助者制作沙盘，那样的话要治疗师也没什么用了。"陪伴"是治疗师要懂求助者的心理，因为这种"懂"才能促使治疗师和求助者之间心灵相通，才能建立类似于"母子一体"的关系。建立了心灵相通的关系，求助者就可以在治疗师这里获得稳定和安全的成长空间，并在这个空间里进行疗愈。所以，治疗师懂象征的目的是和求助者建立心灵相通的关系，是"有意义的陪伴"的前提。

第三，如何积累象征知识？

沙具有成千上百，而原型的象征物则更是千千万万、无穷无尽的。怎么去积累象征知识？有了前边这句话，我们就可以清醒地认识到这样一点：象征知识的学习和了解是终生的事情，而且是不可完成的事情。所以说，象征知识就靠我们自己日积月累去掌握了。

掌握象征知识肯定是要先从手头有的沙具去学习，比如你那里有伊娜娜、宙斯、荷鲁斯这些沙具，看不懂就问卖沙具的人这些东西叫什么，然后看书、查资料去收集。

然后就是看各种传说、童话、神话的书籍去掌握象征知识，比如古希腊神话、古埃及神话、古印度神话还有就是中国的神话，在这些传说、神话中就蕴含着很多象征的故事。此外就是在各地的博物馆里、旅游景点去收集和整理。

对于积累象征知识还有非常重要的一点就是要学会触类旁通。比如，荣格讲"超越"的象征，说那些深渊中生长的生物，像蛇、老鼠等，有时也是超越的象征，因为他们可以到地面上来；再有一些复合物如带有翅膀的马也是超越的象征，如此推广，我说鱼化龙就是超越的象征。所以我们要学会举一反三才能不断丰富象征知识。

最后一点，如何运用象征知识？

很多人觉得学习象征知识就好比是学习英语单词，拿这个单词去和汉语词语对就可以了，然后学习了象征就是直接机械地和梦、沙盘、绘画的意象去对应。这显然是不对的，虽然说梦、沙盘、绘画是无意识象征的语言，但是这个语言需要层层盘剥、慢慢深入才能真正了解。

沙盘中的沙具有很多时候是制作者个人意义的东西，比如一个耶稣的像，可能代表制作者信奉基督教的母亲，这个时候就不能单纯地从耶稣本身的象征意义去理解。对于象征知识，我们应该采取这样的态度：在我们和求助者一起做沙盘的时候，把所有的象征知识都忘掉，就是用心去感受，去理解求助者；然后通过询问、澄清等方法理解求助者自己赋予沙具的意义。一直到最后，治疗师都是想不起来沙具的象征意义的，直到某一刻沙具触动了你，让你想起它的象征意义，这个时候再去运用象征意义。

（三）论意象兼论意象与沙盘游戏

"意象"这个词在心理学行业越来越多地被谈到和用到，这大概都是始于"意象对话"这个技术吧，甚至于有些刚学习心理学的人，把"意象"等同于了"意象对话"。其实不是这么回事。

"象"在古老的《易经》中就已经出现了。《系辞下》曰："八卦成列，象在其中矣。""是故《易》者，象也。象也者，像也。"也就是说，《易经》中的"卦"的样子就是"象"。这里的"象"是图像的意思。

"意象"一词则出现在南朝的刘勰所著《文心雕龙》一书中，该书中有句名言："独造之匠，窥意象而运斤"。刘勰可能是世界上最早提出"意象"一词的人。这个"意象"往往在关于文学艺术的领域中常常被用到，意思大概是指外在事物在文学艺术家们心中形成的"象"。比如"枯藤老树昏鸦"这句话，"藤""树""鸦"本来是外在客观事物，但是词人却赋予了"枯""老""昏"这些极具情感色彩的内容。所以，"藤""树""鸦"这些客观事物便具有了人的主观心理，客观图像也变成了有主观意义的"意象"。这样看的话，通俗的说，"意象"即为具有"心理意义"的"图像"。从这个意义上说，易经中的"象"也是意象。

心理学领域里，较早使用"意象"这个词的应该是荣格。心理学中的"意象"英文单词有的用作"image"，有的则用为"imagery"。在荣格的概念中，意象一般是指原始意象。所谓原始意象，就是表现集体无意识原型的意象。不过，荣格似乎也并没有如此界定清楚，有时候，原始意象可以说是等同于原型的。比如他认为，集体无意识是由原始意象组成的。

但是，我目前的理解却是这样的一个关系：集体无意识由原型组成，原型是一种先验性的、抽象的、共性的概念，是形式的，不是具体的，是无法被感知的；意象则是生动鲜活的具有心理意义的图像；意象和原型是喻体与本体的关系；意象无限接近原型，却不等于原型。原型只有通过意象的方式才能被意识所感知。人类心理层面的主要任务就是创造各种意象来表达原型，这种表达越清晰、越充分，人类心理越圆满。

打个比方说，我们心理中无意识层面好比住着一个200万岁的老人，他经历过风风雨雨，看过了时间的是是非非，他不断地想把自己的思想告诉给我们，奈何他既不会汉语，也不会英语、法语或者西班牙语，他甚至不会语言，因为他出生的200万年前本来就没有语言。这位老人没有别的办法，他只能用他熟悉的方式向我们传递信息：象征的方式。他给我们不断发来具有象征意义的意象，我们只有懂得这些意象的意义，才能懂得他要传递给我们的信息。

这就是意象与原型或者无意识的关系：意象是无意识的语言。

不过，意象并非只是平面的，还可以是立体的；并非只是幻想的，还可以是现实具有的。举个例子，非洲大草原上的某些部落还保持着这样的活动：孩子长大成人的成人礼就是要去猎杀一头狮子。非洲人通过猎杀狮子这个活动表达了"成人仪式"原型，这个活动可以说就是一个意象，是集体无意识中这个成人仪式原型的意象。

意象是具有心理意义的，也是可以影响我们的心理的；不具有心理意义的画面只能是客观的图像。比如，我们看到一朵牡丹花，赋予它"荣华富贵"的心理意义，那就是意象；如果没产生任何心理意义，就是图像。不过，一般也没有绝对没有心理意义的图像，只是心理意义强烈不强烈而已。反过来，富有心理意义的意象又会影响我们的心理。比如，家里栽上一朵牡丹花或者画上一副牡丹花，它所象征的"荣华富贵"的特点又会激发我们内心追求荣华富贵的心理。

正是从这点认识，我解释过"看景不如听景"的原因。"看景"时，我们看到的往往只是图像，没有心理意义，不对我们心理产生影响。"听景"时，我们产生了联想，赋予了心理意义，产生的是意象，对我们的心理就会产生影响。

梦是一种意象，沙盘显然也是一种意象。沙盘中的山山水水、花花草草、男男女女以及飞禽走兽、殿堂屋宇、桥梁围栏，其实都是一个一个小模型而已。但是这些东西一旦被制作者放进沙盘，它们就成了具有心理意义的意象，而不再仅仅是图像。

如前所述，意象是无意识的语言，因而沙盘也是无意识的语言。无意识中的原型犹如人的潜能，如果不被意识到是不会发挥作用的。好比一个人生来就有游泳的潜能，但是他生在沙漠之中，从来没有机会游泳，那他是不可能成为游泳健将的。同样的，集体无意识充满着人类 200 万年的智慧，不过这些智慧只是潜能而已，不能被意识所觉知，是不会发挥强大作用的。沙盘就是帮助无意识原型让意识觉知的一个媒介（意象）。

当然，集体无意识中不仅有人类 200 万年的智慧，也有 200 万年的邪恶（动物性的欲望和本能）。智慧被表达出来，被意识觉知，会帮我们解决现实的和心理层面的问题。那么邪恶被表现出来呢？一般地，邪恶被表达出来，比如攻击性、性欲望或者别的东西，往往会被强大的意识控制住，意识还是不得不面对一下现实的嘛。不仅如此，邪恶的东西不被表达出来，也会在我们无意识中作乱，造成我们的心理问题或行为问题。好比一个坏人，如果让他藏在暗处，他使坏会让我们更不好对付。也可能有另外一个结果，就是这个坏人被放出来，却没有被管制住，小偷变成明目张胆的抢劫犯，那就麻烦大了。这一点告诉我们，在释放无意识时，我们首先要有强大的意识才可以。

大概就是这些吧。写这些主要是为了我自己理一个思路。我自己边写边觉得有很多还不准确、还不清晰的地方，以后慢慢补充，慢慢完善吧。任何人都是在走向正确的道路上，好比我们人类走在创造完全表达原型的意象的路上一样，无限接近，永难抵达。慢慢来嘛。

（四）谈谈沙盘作品的解读方法

没有学习而只是稍微了解沙盘游戏疗法的人，十个中得有九个认为沙盘游戏的目的是分析制作者的心理。使用沙盘游戏疗法的人，十个中有八个渴望学习沙盘作品的解读技术。当然，也有些人学习了沙盘，知道了沙盘游戏中最重要的是陪伴，所以无论什么情况，一概以"我们不作分析"来应对制作者。还有的人为了保护制作作品的孩子的自由，绝对不准这些孩子的父母观看沙盘作品，以至于孩子做了好几个月治疗之后，父母都不知道孩子在做什么。我想，这些做法未免过于机械，不符合心理咨询和心理治疗的实际情况。在这里，我结合分析心理学的观点和卡尔夫关于沙盘游戏的论述，说说我对沙盘作品解读方法的看法，希望对于沙盘游戏疗法的学习者和使用者能有一定的参考作用。

1. 沙盘作品要不要分析

沙盘作品要不要分析呢？卡尔夫是这样说的：

沙盘游戏治疗师必须对出现在沙盘中的象征及其隐喻有所理解，这种理解通常会促进治疗师与求助者之间的信任气氛，此种信任正如最原始的母子联结一般，具有相当的疗愈作用。由于我们是在自由安全的空间内处理象征的经验，因此治疗师未必要使用言语向求助者传达或分析他的洞见。不过，在某些情况下，治疗师可以以浅显易懂的方式来向孩子诠释沙图的意义，而且最好使用和求助者的生活处境有关的例子来呈现。借着外在象征隐喻的协助，内在的困境会慢慢变得清晰可见，并带来可能的改变。在此过程中，新的能量被释放出来，使自我可以获得更为健康的发展。

解释卡尔夫这段话的含义之前，要先厘清"分析"这个词的意思。"分析"这个词其实蕴含着两个含义，一个是咨询师自己分析沙盘而不告诉求助者，一个是向求助者解释沙盘。那么对照卡尔夫这段话来看，"分析"沙盘（而不告诉求助者）显然是要做的，而且是咨询师必须做的工作。因为只有通过对沙盘的分析，咨询师才能理解求助者的无意识，才能和求助者的无意识之间建立联结，进而为求助者营造一个"母子一体"的环境，促使求助者的疗愈。

但是，第二种分析，也就是说咨询师将沙盘中的象征意义解释给求助者，则不一定要做，有的时候甚至不能做。为什么呢？因为如果咨询师对求助者解释了沙盘中的象征，一则对求助者会造成被评价的感觉，会产生压力和焦虑；二则，这种解释会影响求助者后来沙盘的制作，他们的无意识的表达会受到这些解释的影响。所以，不能轻易对求助者进行解释和分析。即便是为了促使求助者对无意识象征的意识化，咨询师也必须用通俗易懂的方式和启发对

沙盘游戏疗法象征手册

SANDPLAY GAME THERAPY SYMBOL HANDBOOK

话的方式把自己的信息传递给求助者，这样就可以避免影响求助者后来的制作。这其实就牵扯到如何分析的问题了。

可见，理解沙盘中的象征意义，分析沙盘，是必须和重要的，咨询师必须在学习象征和分析心理学的理论等内容上下功夫。而给求助者作出解释则不是必须的。只是咨询师必须记住的是，我们分析沙盘是为了促进和求助者之间无意识的联结，促进求助者的无意识意识化，而不是为了显示咨询师的本领。

2. 沙盘作品何时分析

卡尔夫也说，有些时候需要用通俗易懂的方式向求助者传递自己对沙盘作品分析的洞见，然而，什么时候对求助者说更为合适呢？

分析心理学的治疗大概分为四个步骤：第一步，意识化阶段，这时无意识开始进入意识之中；第二步，分析治疗阶段，这时对求助者的梦、意象进行分析；第三步，社会化阶段，这时咨询师应该引导求助者将治疗过程中获得的进步迁移到现实生活中去；第四步，转化阶段，这时求助者无意识中的超越功能发挥作用，求助者心理问题得到解决。

沙盘游戏治疗其实是可以分为这样四个阶段的，最初是无意识呈现阶段，然后再作分析，再做社会化，最后实现疗愈。如此一目了然，第一个阶段，意识化的阶段，就是无意识呈现的时候，如果这个时候作解释，会影响求助者的无意识的表达。第二个阶段本来就是分析的阶段，自然这才是开始解释和分析的时候。

还有个问题，怎么判定第一段结束而第二阶段开始呢？这个当然也没有一个机械的标准可以回答。一般来看，当沙盘作品由混乱、无力、伤害、分裂等进入有序、充满生机、愉悦、整合时，也就意味着无意识中的冲突获得了表现，此时则可以对沙盘作品进行解释，促进求助者对自己的内心世界有一种顿悟式的理解。

还有些情况，就是求助者自己很期待咨询师的分析，比如有的求助者第一次来做完沙盘，就急切地渴望咨询师做出分析和指导，然后他就好了，这样的情况还是比较常见的。那咨询师该怎么办呢？这样的情况之下，咨询师最重要的任务是告诉求助者自悟的重要性，并且引导求助者沉下来、慢下来，这是很重要的。使用沙盘游戏治疗，如果求助者自己始终不愿意思考和感悟，我们几乎可以断定他不适合用沙盘游戏进行治疗，要知道沙盘游戏疗法本身就是一个自我疗愈的方法，当然首先要进行的就是求助者自己的投入和感悟了。

3. 沙盘作品如何分析

关于沙盘作品的解读，坊间有很多种技巧，比如有人提出不同方位的象征，也就是说沙盘的某个方位放了什么东西，一般表达的是哪个层面的心理。

也有人对沙盘进行了总结，提出几大常见的主体。这些东西有没有用呢，我看对于初学者而言还是有一定的参考意义的，所以值得学习和了解。但是，不论是初学者还是经验丰富的咨询师，如果刻板地把这些东西往求助者的沙盘上去套，那肯定就是错了。

荣格曾经指出，每一个求助者都是独特的，我们是不能用已有的东西去套求助者的。从这一点上来看，咨询师更需要以"空杯状态"对待求助者，不能把自己所学的知识投射到求助者的沙盘中去。荣格还说，心理治疗师必须放弃当一个无所不知、权威以及可以影响一切的人，否则所有的分析都是暗示治疗。所以，清空自己，跟着求助者的思想和感情走，感受沙盘，倾听求助者，和求助者之间共同探索，通过对话让求助者顿悟，这才是咨询师要做的。

在这个的基础上，结合我的工作经验，我觉得理解沙盘大概有这样一些方法：

（1）沙盘作品分析的三个层次。

理解沙盘作品要从这三个层次来进行理解：第一个层次，个人层面；第二个层次，文化背景层面；第三个层次，集体无意识层面。

所谓个人层面，就是要将求助者沙盘中沙具的意义与求助者的个人经历结合起来。有些沙具的意义是求助者自己单独赋予的，比如某人在沙盘中放了一个香水瓶，这可能是代表沙盘制作者的心上人，因为他的心上人喜欢这样的香水。这也是我们为什么要先让求助者自己叙述沙盘的意义，我们再作出反馈的原因。

所谓文化层面，就是要将求助者沙盘中沙具的意义与社会文化背景结合起来。不同的文化中，某些意象的象征意义是不一样的。还比如某人在沙盘中放了个香水瓶，在中国五六十年代的文化中，那可能代表的就是腐化堕落；而在西方文化中，它则可能代表的是浪漫和优雅。

所谓集体无意识层面，就是要将求助者沙盘中沙具的象征意义与集体无意识原型结合起来。这就是要求寻求沙盘中整个人类心理原型的表现，比如那个香水瓶可能表现了母亲的原型，这是人类所共有的，是我们心理中最深层次的。

我们做沙盘游戏治疗，必须要触及到第三个层次——集体无意识原型的内容才可以。当然，这样比较难，需要咨询师有扎实的分析心理学基础，还要广泛涉猎文化、象征等知识才可以。因为比较难，所以我们很多咨询师在实际沙盘作品理解上更多的是停留在第一个层次，而很少涉及第二个和第三个层次，这是我们需要加强的。

（2）沙盘作品分析的三个步骤。

沙盘作品的根本目的是为了实现咨询师无意识与求助者无意识之间的联

结，也就是心灵的互通。因此，用意识去分析和解释沙盘倒不是咨询师首先要做的。

第一步，咨询师首先要用心去感受沙盘，感受离无意识更近，更能促进心灵联系。很多沙盘游戏的初学者不会感受，每次让大家说感受，他们都会说成评判。我的建议就是，咨询师可以把自己缩小了放到沙盘中去，那你生活在那个环境之中是什么心情，这就是感受。这种感受往往更容易抓住求助者内心最深处、最核心的部分，对咨询师理解求助者的沙盘和求助者来讲是至关重要的。

第二步，咨询师可以将沙盘分成几个部分，比如可以分为代表求助者自我的部分、求助者最关注的部分、沙盘中最惨烈的部分、最和谐的部分、最不为求助者注意的部分，等等，都可以。然后选择其中的任何一个部分深入下去。

第三步，利用联想和自由联想的方法理解沙盘。求助者的沙盘表现的无意识越多，求助者自己就越不知道其含义是什么。如果求助者做沙盘次数多了，无意识表达也就会多起来，这个时候可能会出现求助者自己和咨询师都不知道沙盘里到底表现的什么内容的状况。或者有的时候，求助者对自己沙盘的某个部位也不清楚。这个时候，咨询师就可以用联想和自由联想的方式启发求助者对无意识进行感悟。比如我们沙盘游戏操作中，求助者选择了自我形象代表之后，让他体会一下自我形象的情绪、感觉与周围的环境等，这就是联想。我们还可以让求助者由某个沙具开始，想到什么就说什么，持续20~30分钟，无意识可能就会呈现出来。

（3）沙盘作品分析的一个细节。

理解沙盘作品还有十分重要的一点就是让求助者自悟。所以说，咨询师直接告诉求助者沙盘中沙具的象征，或者直接说求助者无意识的内容，求助者未必能真的领悟，很多时候是将信将疑，并不能触动求助者的内心。如果咨询师看到一些无意识内容，通过谈话、提问等方式启发求助者自己思考，让求助者自己说出某些无意识内容来，那样才可以促进求助者的自悟。

总的来看，心理咨询是一个讲究感觉的工作，是一个灵活而不刻板的工作，沙盘游戏疗法也是如此，所以咨询师不要想着学一个"万年方"，什么时候，什么地方，都可以用，这显然是不太现实的。也有人说了："我们初学者可以用那些方法参考着理解沙盘啊。"我看倒未必是好事，你一开始就去锻炼自己感受、倾听、从不同层面理解沙盘，这样不是更好吗？

其实说了这么多，题目是如何解读沙盘作品，其内容却是并没有机械的解读方法，还是要靠大家自己悟才可以。

沙具索引